我的第一本科学漫画书

升级版

科学实验王

KEXUE SHIYAN WANG

7 人体的奥秘

RENTI DE AOMI

[韩] 小熊工作室/著

[韩] 弘钟贤/绘

徐月珠/译

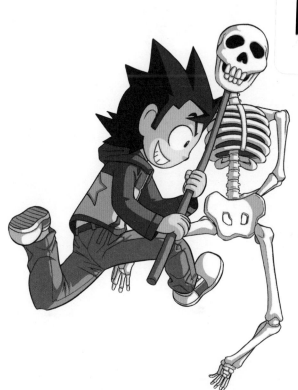

21 二十一世纪出版社集团
21st Century Publishing Group

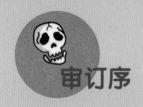

通过实验培养创新思考能力

少年儿童的科学教育是关系到民族兴衰的大事。教育家陶行知早就谈到："科学要从小教起。我们要造就一个科学的民族，必要在民族的嫩芽——儿童——上去加工培植。"但是现代科学教育因受升学和考试压力的影响，始终无法摆脱以死记硬背为主的架构，我们也因此在培养有创新思考能力的科学人才方面，收效不是很理想。

在这样的现实环境下，强调实验的科学漫画《科学实验王》的出现，对老师、家长和学生而言，是件令人高兴的事。

现在的科学教育强调"做科学"，注重科学实验，而科学教育也必须贴近孩子们的生活，才能培养孩子们对科学的兴趣，发展他们与生俱来的探索未知世界的好奇心。《科学实验王》这套书正是符合了现代科学教育理念的。它不仅以孩子们喜闻乐见的漫画形式向他们传递了一般科学常识，更通过实验比赛和借此成长的主角间有趣的故事情节，让孩子们在快乐中接触平时看似艰深的科学领域，进而享受其中的乐趣，乐于用科学知识解释现象，解决问题。实验用到的器材多来自孩子们的日常生活，便于操作，例如水煮蛋、生鸡蛋、签字笔、绳子等；实验内容也涵盖了日常生活中经常应用的科学常识，为中学相关内容的学习打下基础。

回想我自己的少年儿童时代，跟现在是很不一样的。我到了初中二年级才接触到物理知识，初中三年级才上化学课。真羡慕现在的孩子们，这套"科学漫画书"使他们更早地接触到科学知识，体验到动手实验的乐趣。希望孩子们能在《科学实验王》的轻松阅读中爱上科学实验，培养创新思考能力。

北京四中 物理教研组组长 物理高级教师 厉璀琳

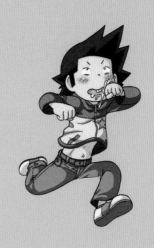

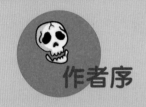

伟大发明大都来自科学实验!

所谓实验,是为了检验某种科学理论或假设而进行某种操作或进行某种活动,多指在特定条件下,通过某种操作使实验对象产生变化,观察现象,并分析其变化原因。许多科学家利用实验学习各种理论,或是将自己的假设加以证实。因此实验也常常衍生出伟大的发现和发明。

人们曾认为炼金术可以利用石头或铁等制作黄金。以发现"万有引力定律"闻名的艾萨克·牛顿(Isaac Newton)不仅是一位物理学家,也是一位炼金术士;而据说出现于"哈利·波特"系列中的尼可·勒梅(Nicholas Flamel),也是以历史上实际存在的炼金术士为原型。虽然炼金术最终还是宣告失败,但在此过程中经过无数挑战和失败所累积的知识,却进而催生了一门新的学问——化学。无论是想要验证、挑战还是推翻科学理论,都必须从实验着手。

主角范小宇是个虽然对读书和科学毫无兴趣,但在日常生活中却能不知不觉灵活运用科学理论的顽皮小学生。学校自从开设了实验社之后,便开始经历一连串的意外事件。对科学实验毫无所知的他能否克服重重困难,真正体会到科学实验的真谛,与实验社的其他成员一起,带领黎明小学实验社赢得全国大赛呢?请大家一起来体会动手做实验的乐趣吧!

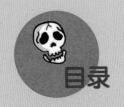

目录

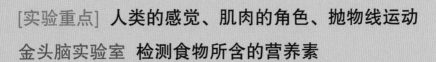

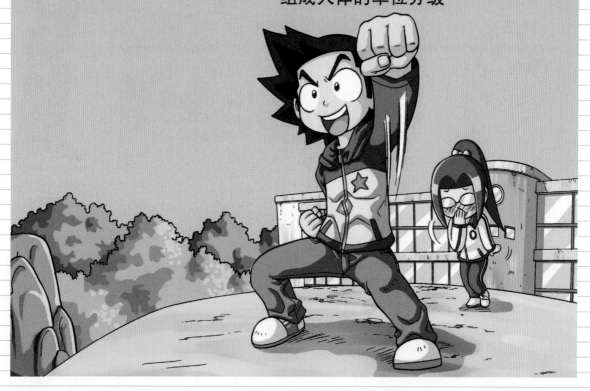

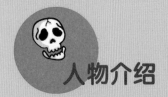

人物介绍

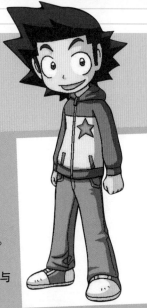

范小宇

所属单位：黎明小学实验社

观察内容：

· 非常期待个人特别训练。

· 对于自己没有被安排特别训练感到极度不满。

· 对艾力克很看不顺眼。

观察结果：看似什么都不懂，但总能靠着毅力与努力找到问题的答案。

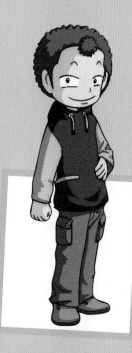

何聪明

所属单位：黎明小学实验社

观察内容：

· 以参与各类科学博览会及活动作为个人特别训练的一环，正积极调查各类信息。

· 个人处事原则之一，就是从不公开自己所查得的内容。

观察结果：为了获取所需的信息，偶尔也会打破自己的原则。

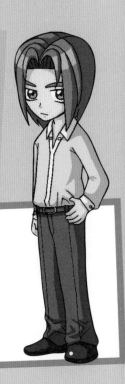

江士元

所属单位：黎明小学实验社

观察内容：

· 正在科学精英教育院接受个人特别训练。

· 个性孤僻，始终给人一种难以亲近的感觉。

· 因为某件事情而增强了与艾力克竞争的想法。

观察结果：非常博学，尤其喜欢化学，难以找到缺点。

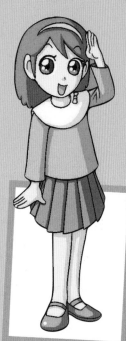

罗心怡

所属单位：黎明小学实验社

观察内容：

· 是一个懂得体贴他人、关怀他人的女生。

· 期待自己的实验能力能够更上一层楼。

观察结果：由于个性温柔体贴，很受同学欢迎。

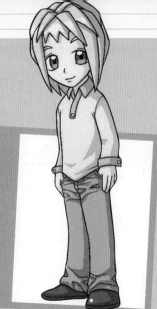

艾力克

所属单位：科学实验补习班

观察内容：

· 每当见识到小宇的无知时，就非常惊讶。
· 怕蟑螂。
· 开始发现心怡的优点。

观察结果：表面上很绅士，但实际上是个不择手段的人。

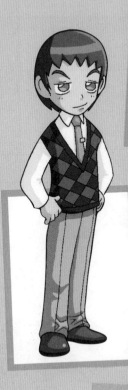

郑安迪

所属单位：大海小学实验社

观察内容：

· 个性温和，从不对人发脾气。
· 由于士元的出现，对黎明小学实验社充满好奇心。
· 善于掌握对方的优缺点。

观察结果：黎明小学在全国大赛第一场比赛的交手对象，实力不容小觑。

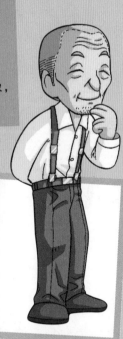

送报老爷爷

所属单位：××时报

观察内容：

· 无论下雨或下雪，总是能够在规定的时间内送完302份报纸。
· 认为用感觉去领悟道理是件非常重要的事情。
· 每天早上骑车锻炼体能。

观察结果：无人能敌的送报达人。

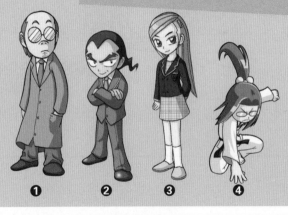

其他登场人物

❶ 身份不明的黎明小学实验社导师柯有学。
❷ 江士元的儿时玩伴兼宿敌许大弘。
❸ 一心只想报复黎明小学实验社的江瑞娜。
❹ 跆拳道少女林小倩。

第一部

黎明小学的特别训练

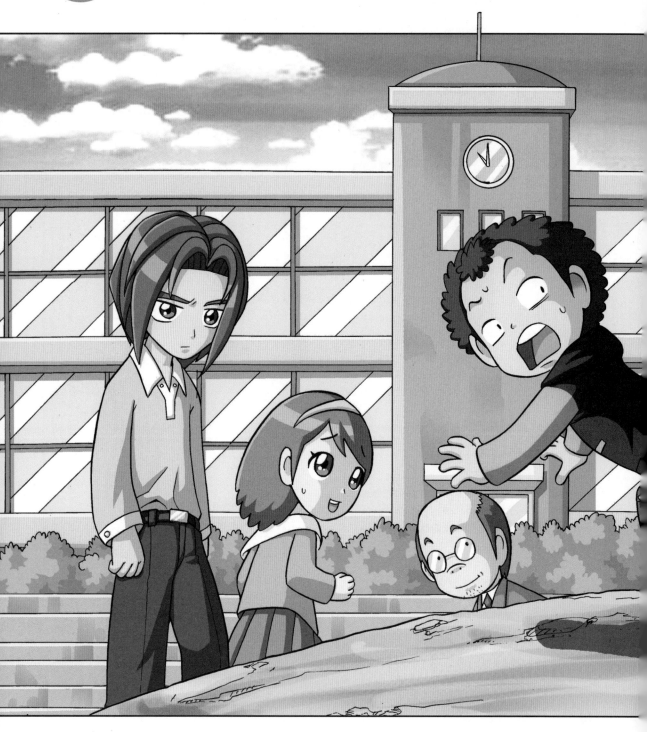

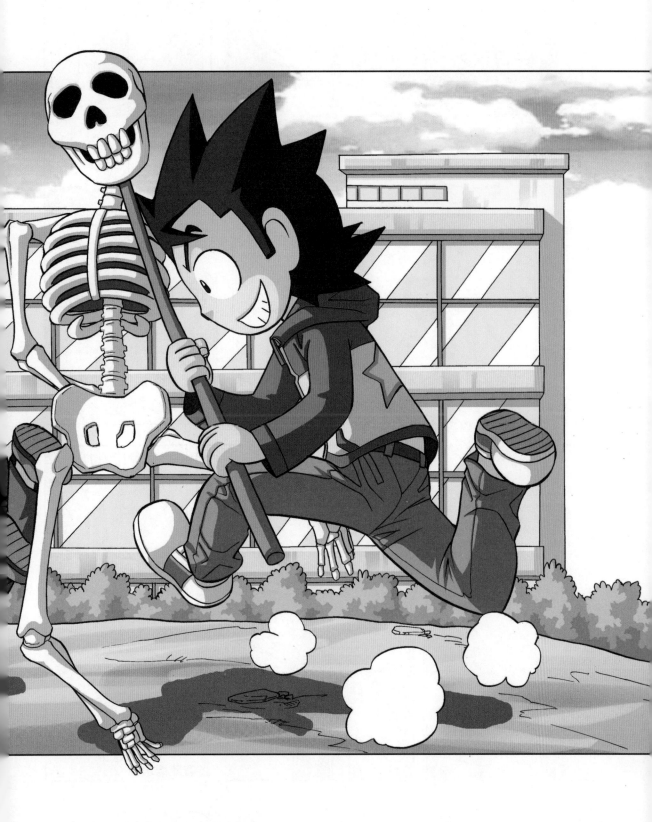

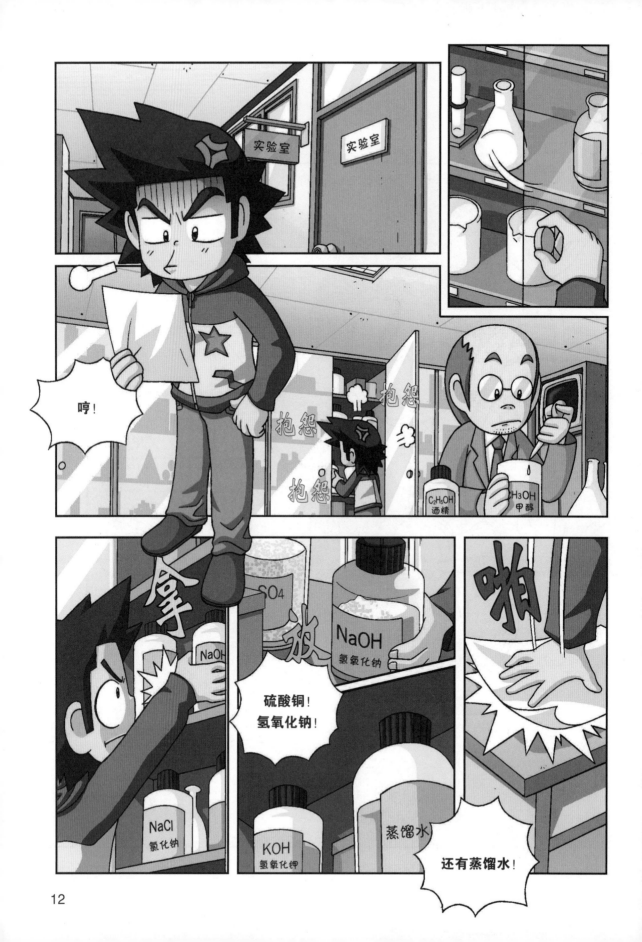

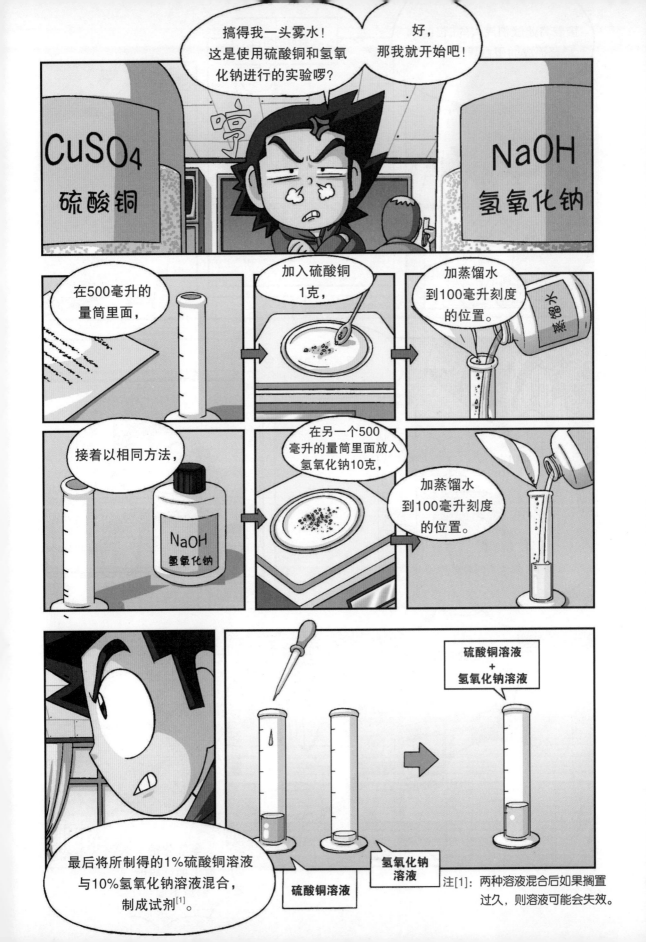

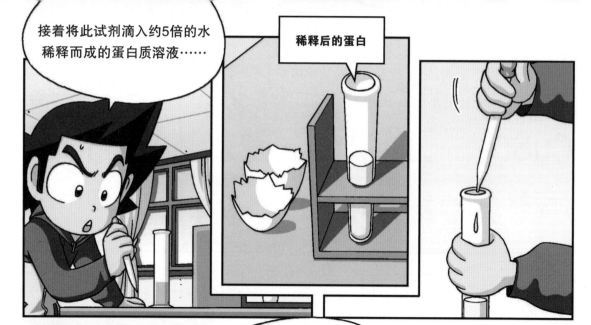

接着将此试剂滴入约5倍的水稀释而成的蛋白质溶液……

稀释后的蛋白

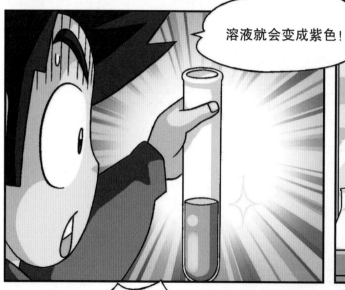

溶液就会变成紫色！

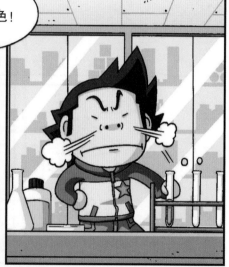

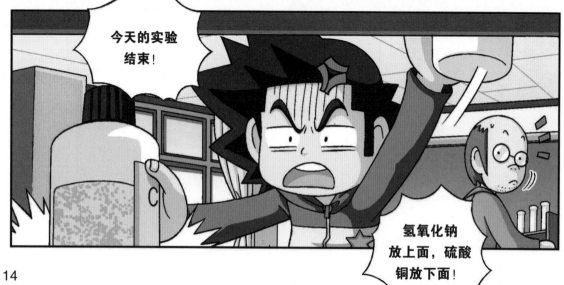

今天的实验结束！

氢氧化钠放上面，硫酸铜放下面！

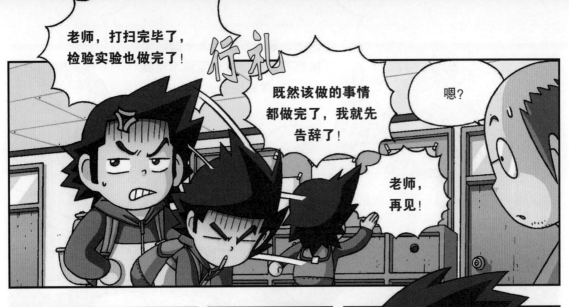

老师，打扫完毕了，检验实验也做完了！

行礼

既然该做的事情都做完了，我就先告辞了！

嗯？

老师，再见！

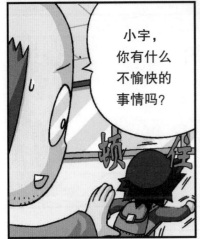

小宇，你有什么不愉快的事情吗？

顿住

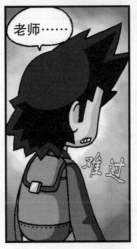

老师……

难过

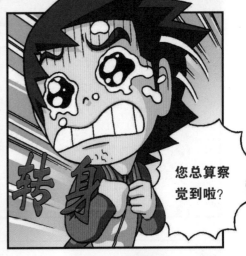

转身

您总算察觉到啦？

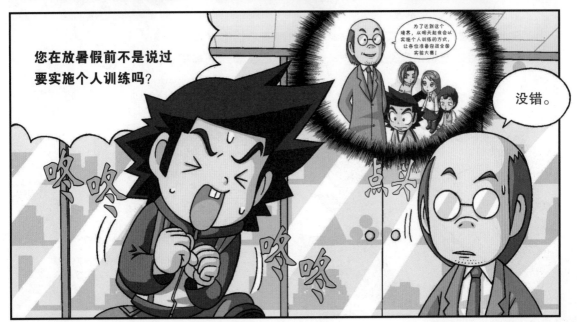

您在放暑假前不是说过要实施个人训练吗？

为了达到这个境界，从明天起我会以实施个人训练的方式，让各位准备好放全国实验大赛！

没错。

咚咚

咚咚

高兴

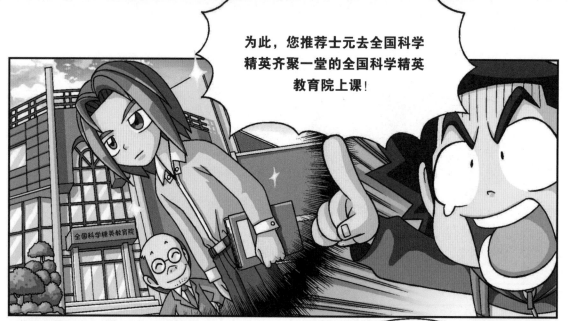

为此，您推荐士元去全国科学精英齐聚一堂的全国科学精英教育院上课！

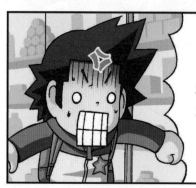

他在那里将会接受最高水准的教育，对吧？

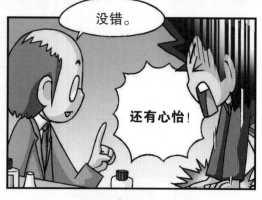

没错。

还有心怡！

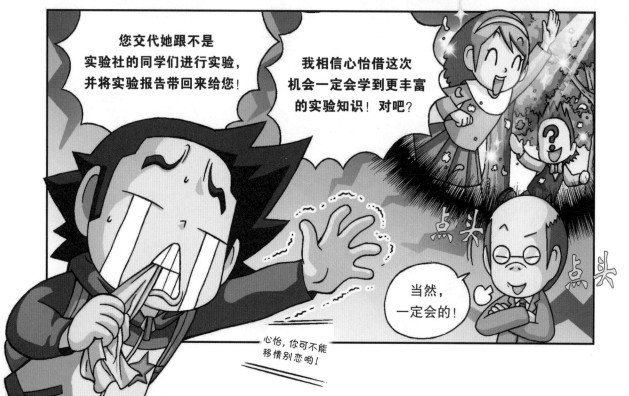

您交代她跟不是实验社的同学们进行实验，并将实验报告带回来给您！

我相信心怡借这次机会一定会学到更丰富的实验知识！对吧？

当然，一定会的！

心怡，你可不能移情别恋喲！

点头

点头

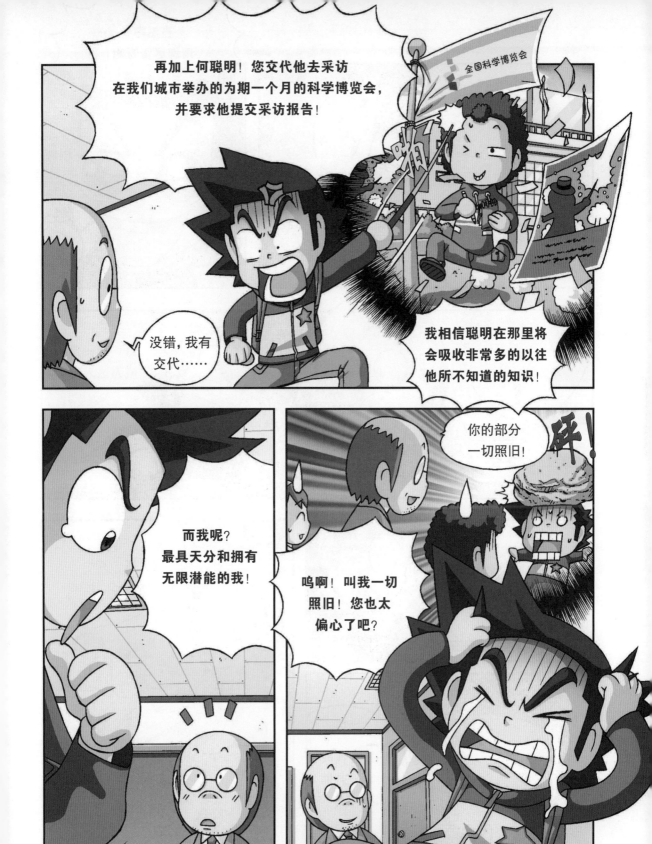

再加上何聪明！您交代他去采访在我们城市举办的为期一个月的科学博览会，并要求他提交采访报告！

全国科学博览会

没错，我有交代……

我相信聪明在那里将会吸收非常多的以往他所不知道的知识！

而我呢？最具天分和拥有无限潜能的我！

你的部分一切照旧！

呜啊！叫我一切照旧！您也太偏心了吧？

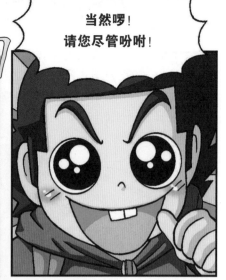

当然啰！
请您尽管吩咐！

这么说……你有把握比
"过去"做得更好啰？

呵呵……

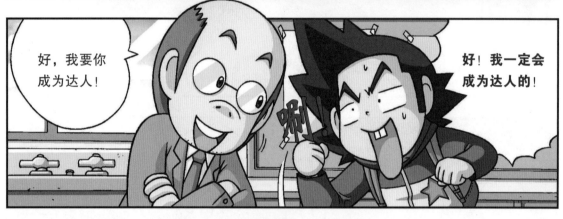

好，我要你
成为达人！

好！我一定会
成为达人的！

唰

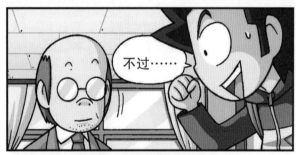

不过……

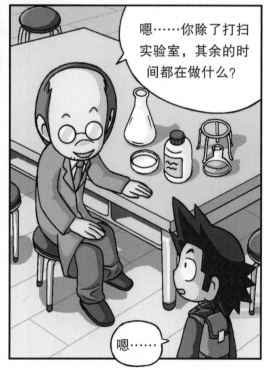

嗯……你除了打扫
实验室，其余的时
间都在做什么？

嗯……

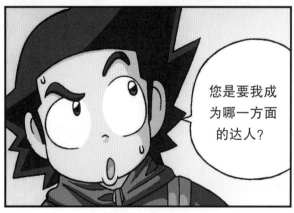

您是要我成
为哪一方面
的达人？

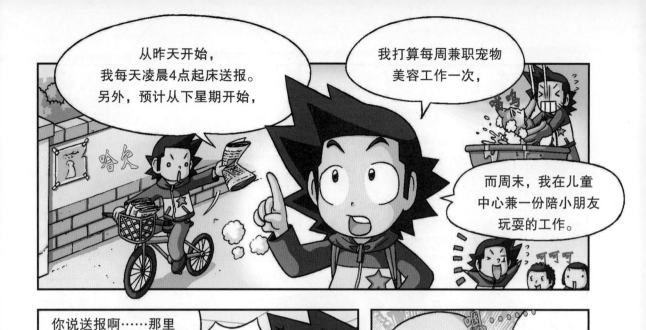

从昨天开始，我每天凌晨4点起床送报。另外，预计从下星期开始，

我打算每周兼职宠物美容工作一次，

而周末，我在儿童中心兼一份陪小朋友玩耍的工作。

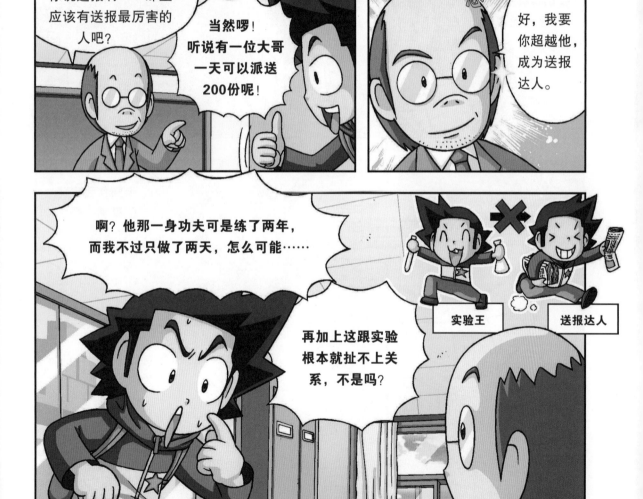

你说送报啊……那里应该有送报最厉害的人吧？

当然啰！听说有一位大哥一天可以派送200份呢！

好，我要你超越他，成为送报达人。

啊？他那一身功夫可是练了两年，而我不过只做了两天，怎么可能……

再加上这跟实验根本就扯不上关系，不是吗？

实验王

送报达人

19

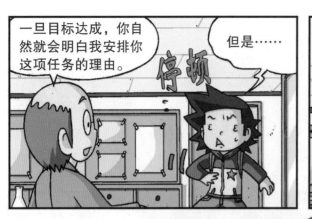

一旦目标达成，你自然就会明白我安排你这项任务的理由。

停顿

但是……

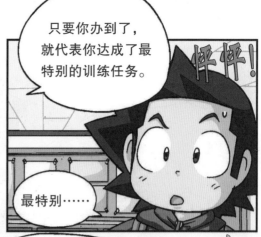

只要你办到了，就代表你达成了最特别的训练任务。

砰砰！

最特别……

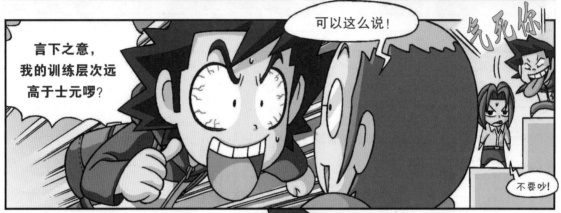

可以这么说！

气死你！

言下之意，我的训练层次远高于士元啰？

不要吵！

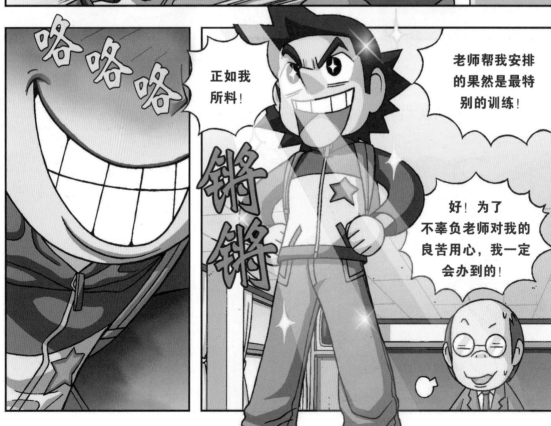

咯咯咯

正如我所料！

锵锵

老师帮我安排的果然是最特别的训练！

好！为了不辜负老师对我的良苦用心，我一定会办到的！

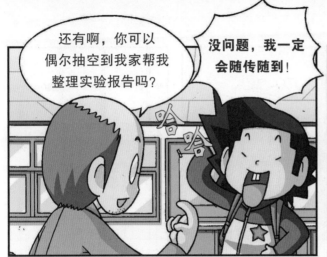

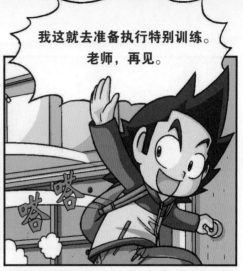

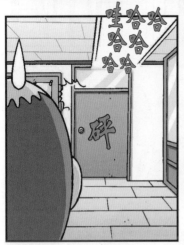

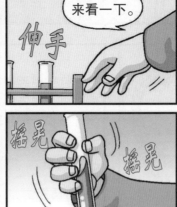

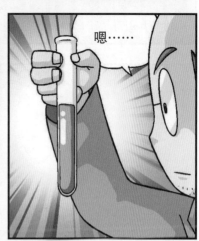

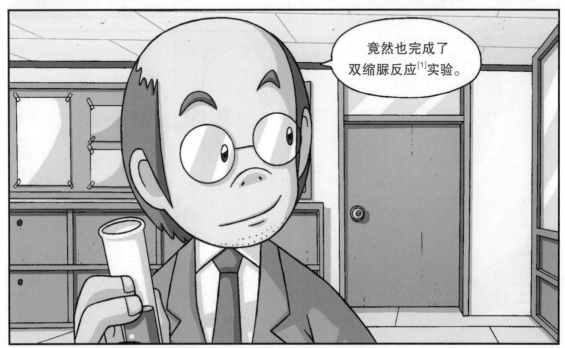

注[1]：蛋白质在碱性溶液中与硫酸铜作用形成紫蓝色配位化合物而呈现紫色，称为双缩脲反应，可用来
　　　 检验蛋白质的存在。

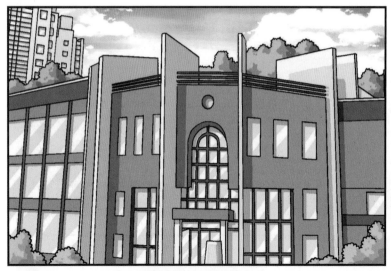

全国科学精英教育院

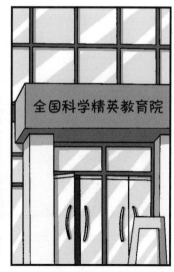

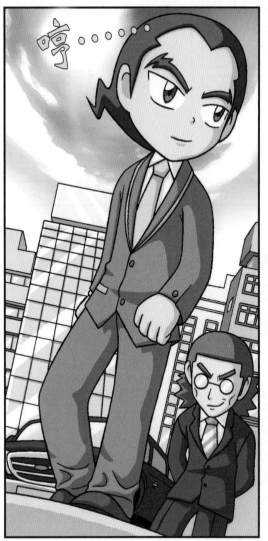

哼……

目前聚集在这里的，是一群来自全国的科学精英，绝大部分是预计参加全国实验大赛的各校实验社成员。

你的任务就是尽可能收集有关他们的信息！

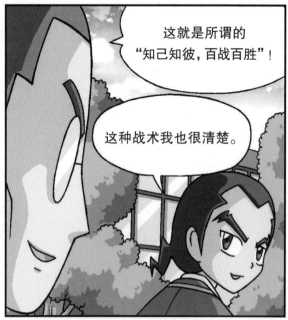

这就是所谓的"知己知彼，百战百胜"！

这种战术我也很清楚。

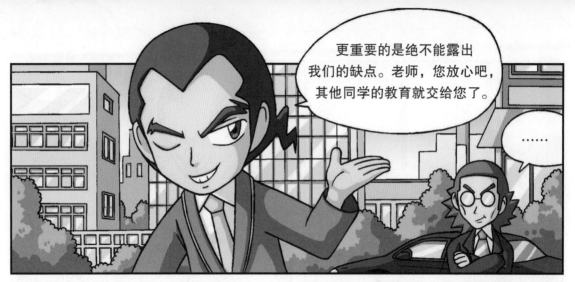

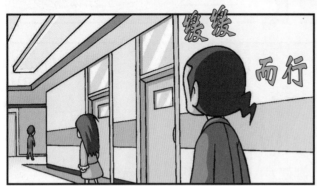

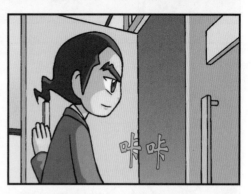

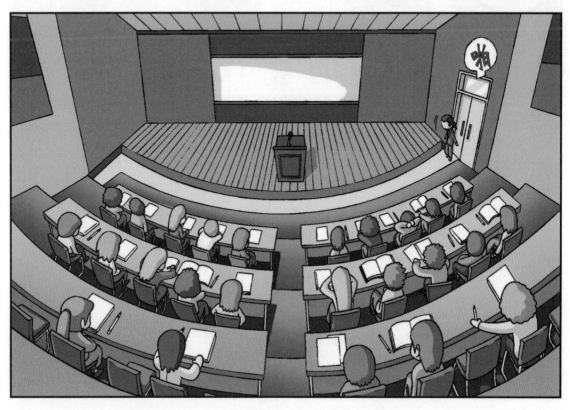

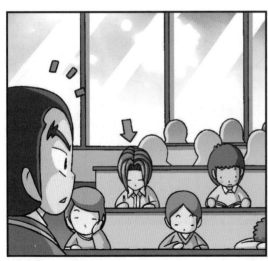

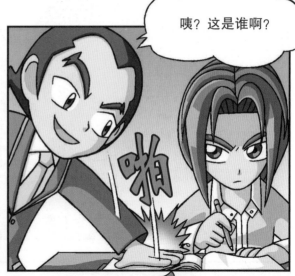

咦？这是谁啊？

啪

呵呵呵

你这独行侠竟然会出现在这里，太神奇了！

对了，你不是不可以待在离医院很远的地方吗？

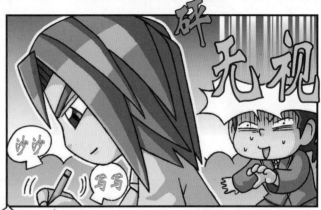

无视

沙沙

写写

天……天啊！

今年是怎么搞的，怎么连乡巴佬也会在这里？

切！

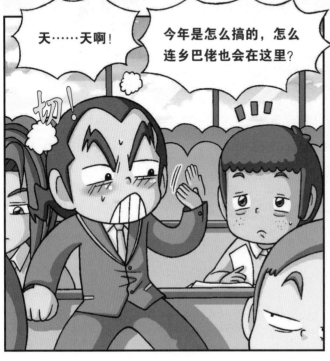

你……你好！我……我是……

来自九……九万小学。

你是……？

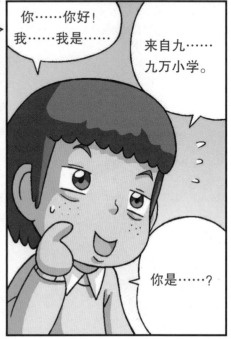

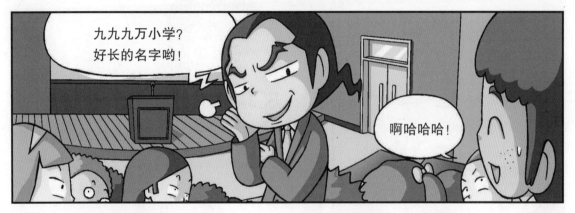

九九九万小学？好长的名字哟！

啊哈哈哈！

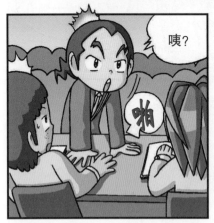

咦？

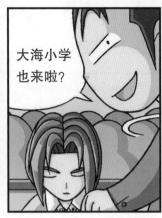

大海小学也来啦？

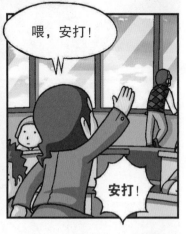

喂，安打！

安打！

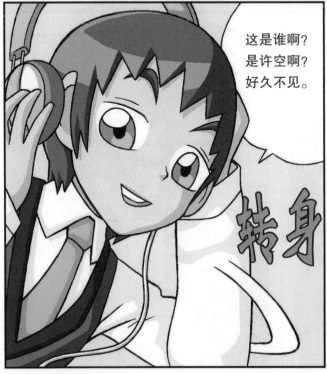

这是谁啊？是许空啊？好久不见。

转身

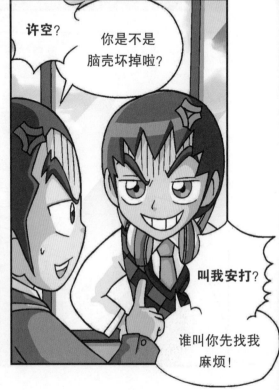

许空？

你是不是脑壳坏掉啦？

叫我安打？

谁叫你先找我麻烦！

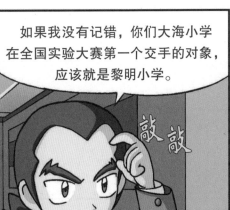

如果我没有记错，你们大海小学在全国实验大赛第一个交手的对象，应该就是黎明小学。

敲敲

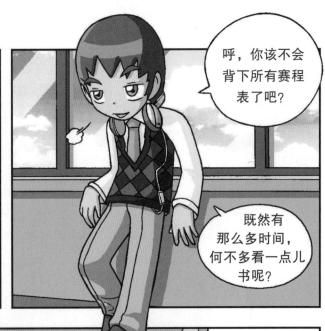

呼，你该不会背下所有赛程表了吧？

既然有那么多时间，何不多看一点儿书呢？

你果然不是我的对手。看来你根本就不知道我们学校就在黎明小学附近，是吧？

哼！

啊？真的吗？

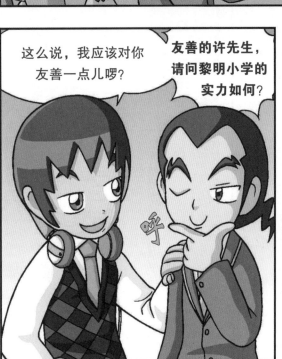

这么说，我应该对你友善一点儿啰？

友善的许先生，请问黎明小学的实力如何？

呼

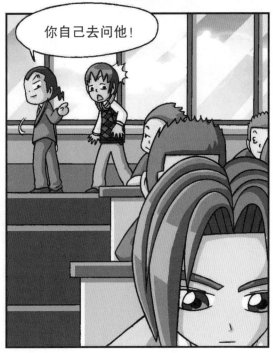

你自己去问他！

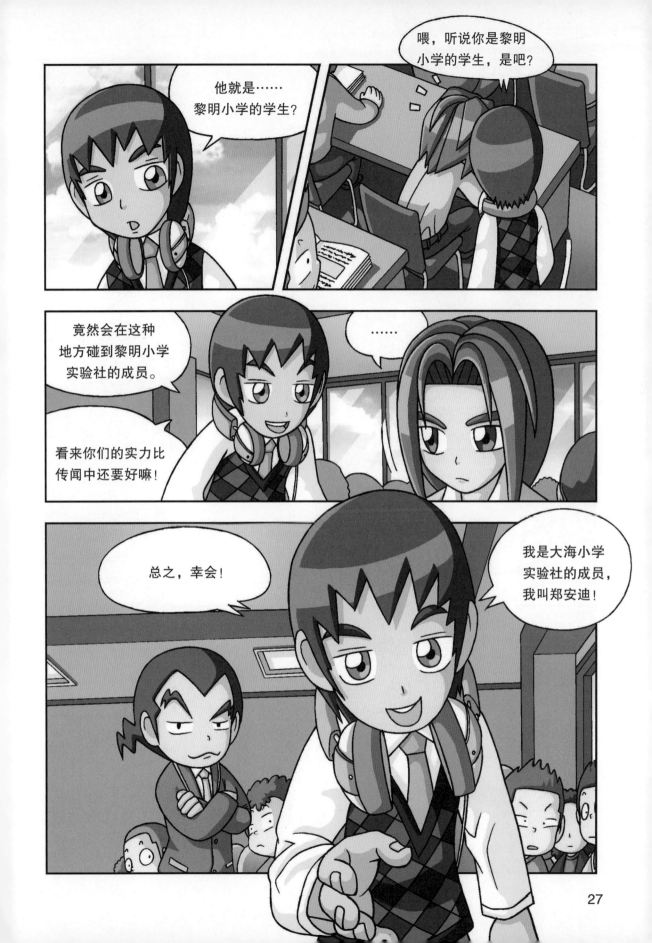

27

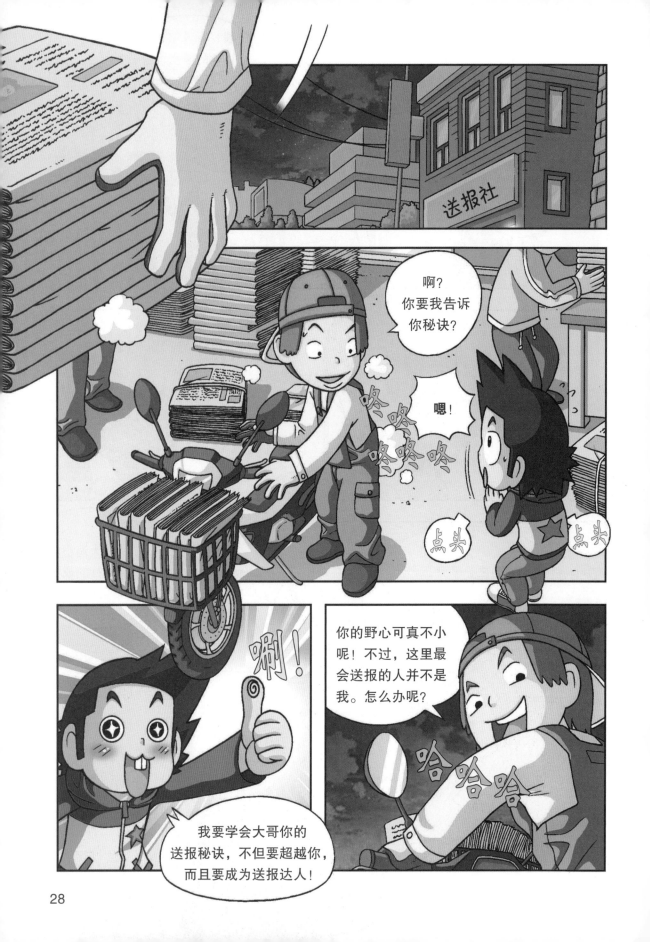

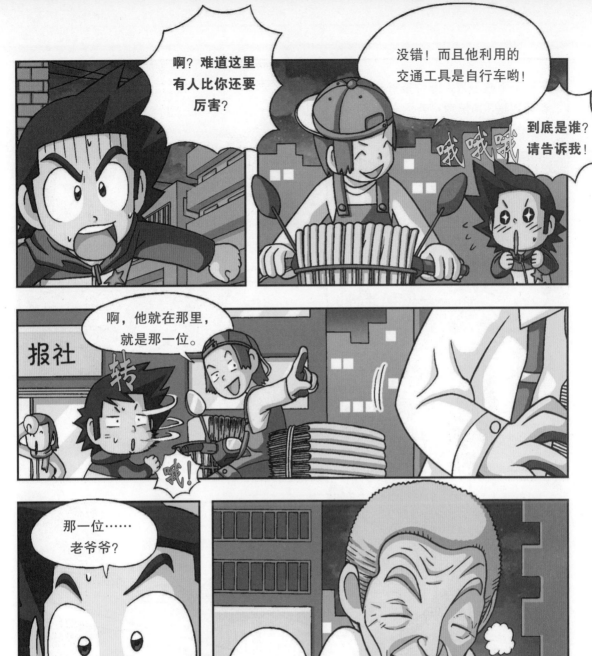

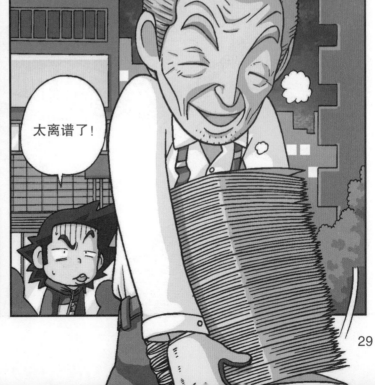

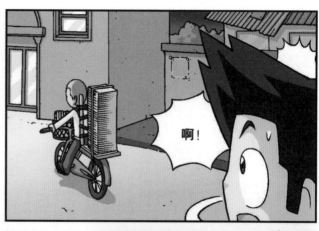

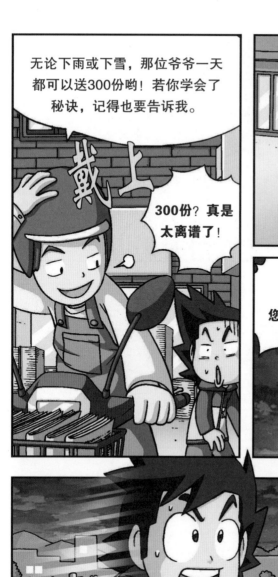

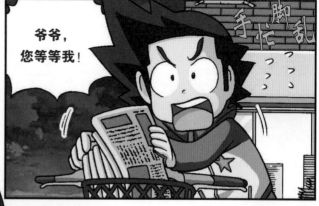

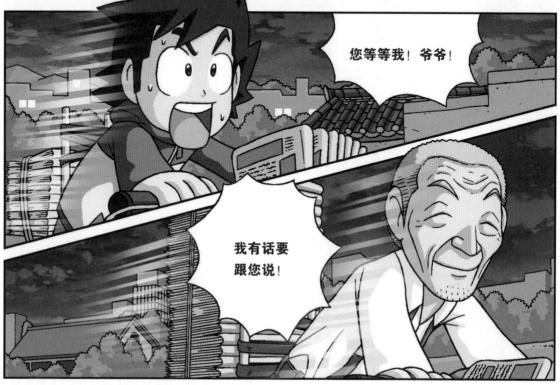

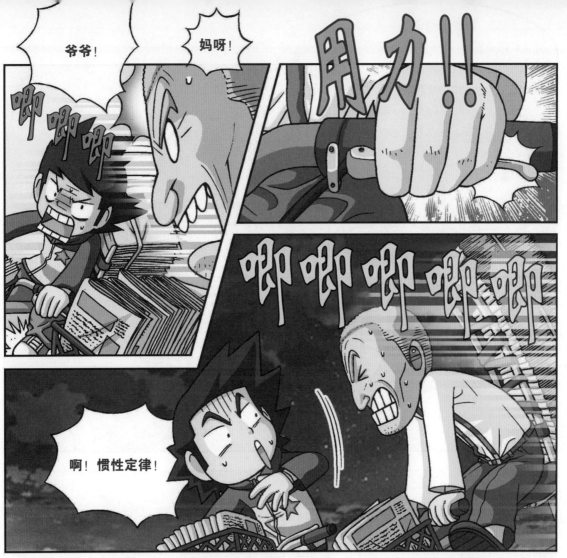

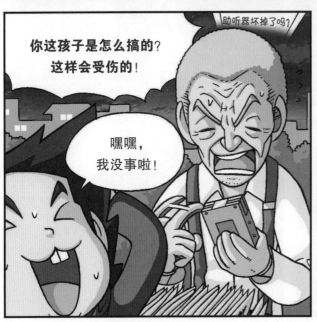

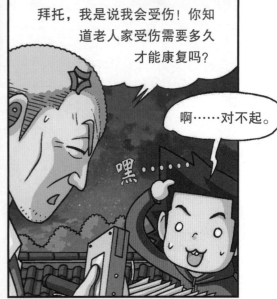

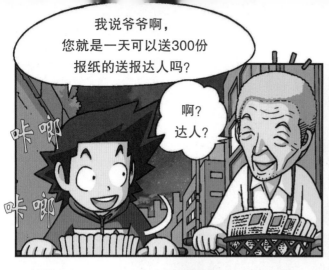

我说爷爷啊，您就是一天可以送300份报纸的送报达人吗？

啊？达人？

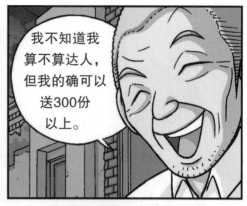

我不知道我算不算达人，但我的确可以送300份以上。

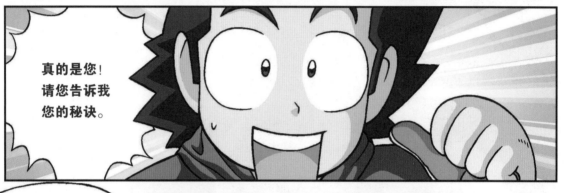

真的是您！请您告诉我您的秘诀。

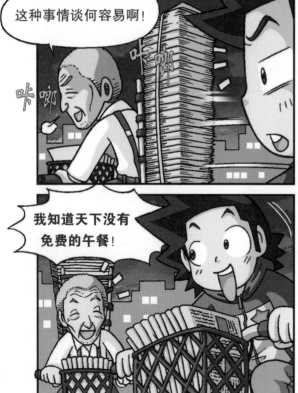

这种事情谈何容易啊！

我知道天下没有免费的午餐！

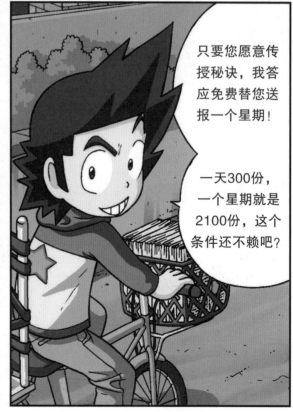

只要您愿意传授秘诀，我答应免费替您送报一个星期！

一天300份，一个星期就是2100份，这个条件还不赖吧？

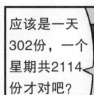

哼……

您意下如何？

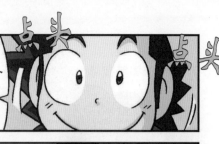

应该是一天302份，一个星期共2114份才对吧？

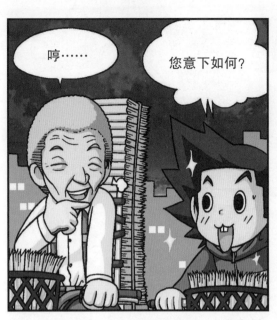

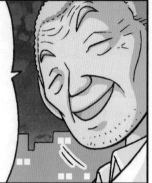

不过话说回来，像你这样讨教秘诀的人，过去并不是没有过，但结果都是半途而废。

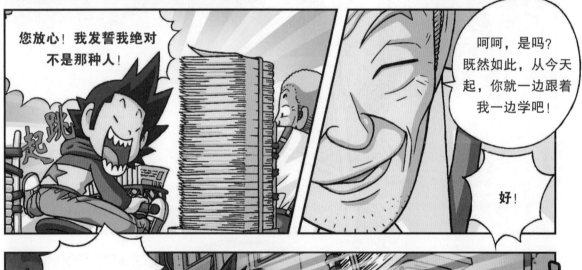

您放心！我发誓我绝对不是那种人！

呵呵，是吗？既然如此，从今天起，你就一边跟着我一边学吧！

好！

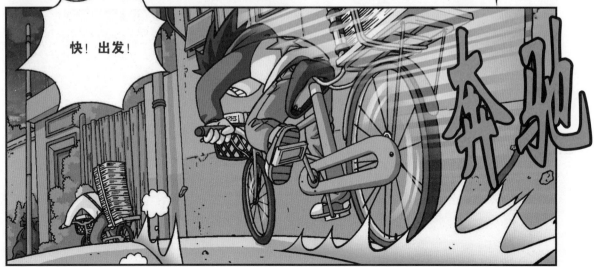

快！出发！

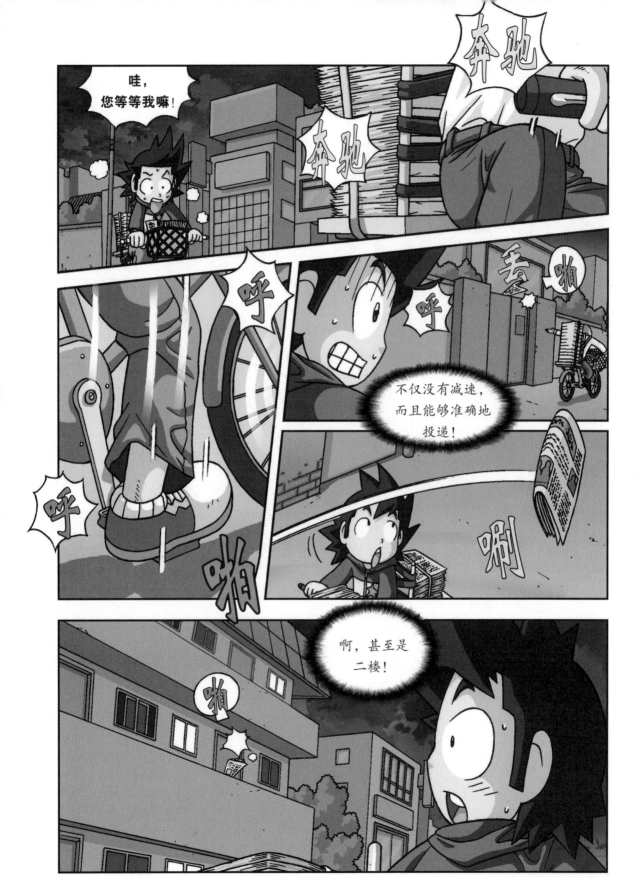

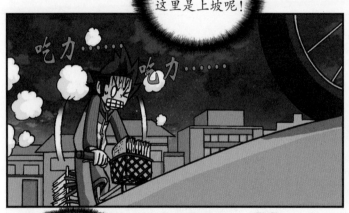

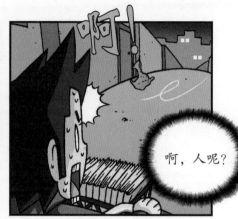

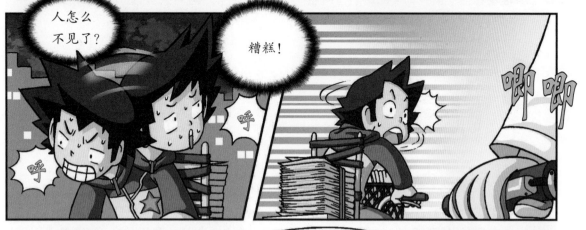

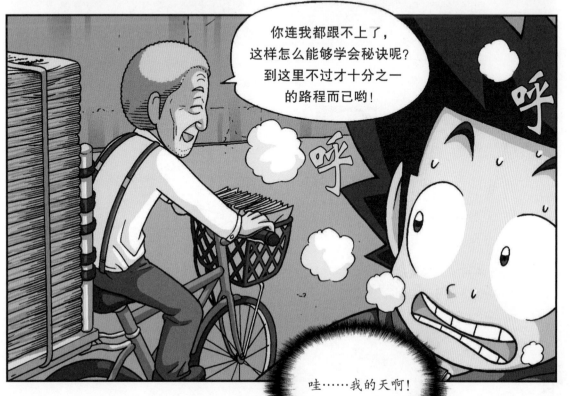

实验1　测量肺活量

当我们进行呼吸动作时，吸气会让肺脏内部充满空气，并且吸收其中的氧气，而吐气则会将气体（主要是体内细胞所产生的二氧化碳）排出体外。现在，让我们来看看在体内执行如此重要工作的肺脏，一次到底能够吸入多少空气。

准备物品： 画有刻度的透明塑料瓶 ▯、脸盆 ◯、可弯式吸管 ╱

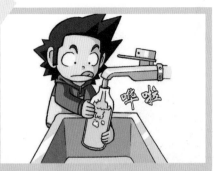

❶ 在脸盆内装入超过半盆的水，同时将塑料瓶装满水。

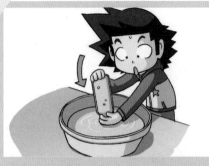

❷ 将装满水的塑料瓶口用手掌堵住，以避免空气进入，接着将塑料瓶口放入脸盆中的水内。

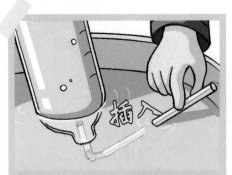

❸ 将可弯式吸管的一端插入塑料瓶口，另一端则露出水外。

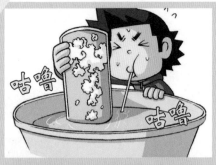

❹ 吸入一大口气，接着含住吸管用力吐气，直到感觉吐气困难为止。如此一来，气体会顺着吸管跑到塑料瓶的上层，即可测得自己的肺活量。

装满水的塑料瓶内所出现的空间，就是我们体内肺脏所吸入的空气量。其实肺脏本身没有肌肉，必须靠周围的肌肉协助呼吸，例如吸气时，膈肌与肋间外肌收缩使胸廓扩大，造成肺脏内的压力下降（低于大气压），于是空气被大气压挤入肺部。吐气时则相反。一般人平均每吸气一次，大约可以吸入0.5升空气，深呼吸时则可吸入3升空气。

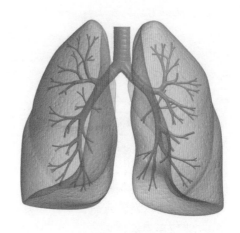

肺脏的示意图

实验2　测量大脑与肌肉

　　我们平常任何的肢体动作都会持续使用肌肉。某些肌肉会不由自主地运动，而某些肌肉则要经过大脑思考并下达指令后才能运动。让我们通过接下来进行的实验，探究一下大脑所下达的指令究竟会对肌肉产生何种影响吧。

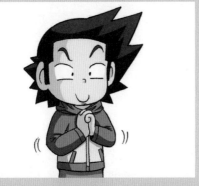

❶ 双手手指交叉紧扣，并置于自己的胸口处。

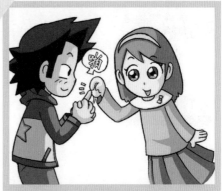

❷ 请朋友任意指定其中一根手指，自己试着将指定的手指竖直。

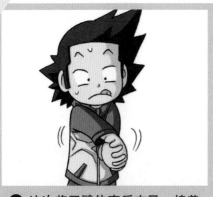

❸ 这次将双臂伸直后交叉，接着将双手手指紧扣。

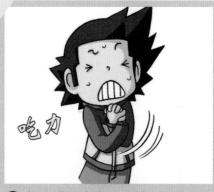

❹ 将手臂往内弯，旋转手腕使手指朝上，并将双手靠近胸口处。

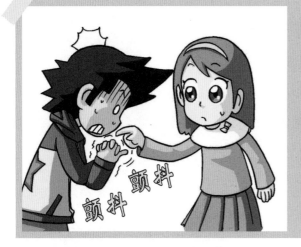

❺ 请朋友任意指定其中一根手指，但不要触碰到，自己试着将指定的手指竖直。你会发现，与第一次的实验方式相比，这样比较难操控手指。

这是什么原理呢？

　　人体的脑可以将来自眼睛的信息传递给肌肉。在第一次实验中，由于眼睛将看到的信息正确地传达到脑部，所以脑部可以对肌肉下达指令；但在第二次实验中，由于眼睛无法正确区分右手与左手，以致无法提供正确的信息给脑部，所以脑部无法对肌肉下达正确的指令。

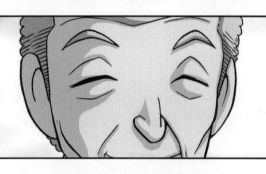

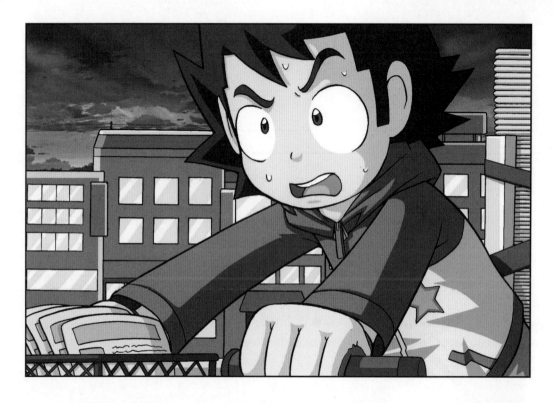

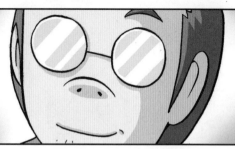

第二部

破解送报达人的秘诀

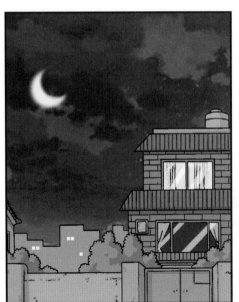

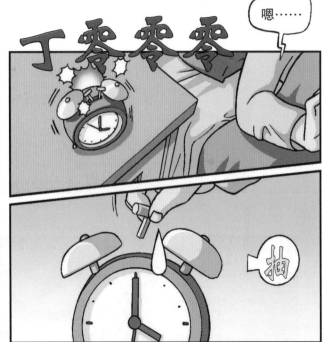

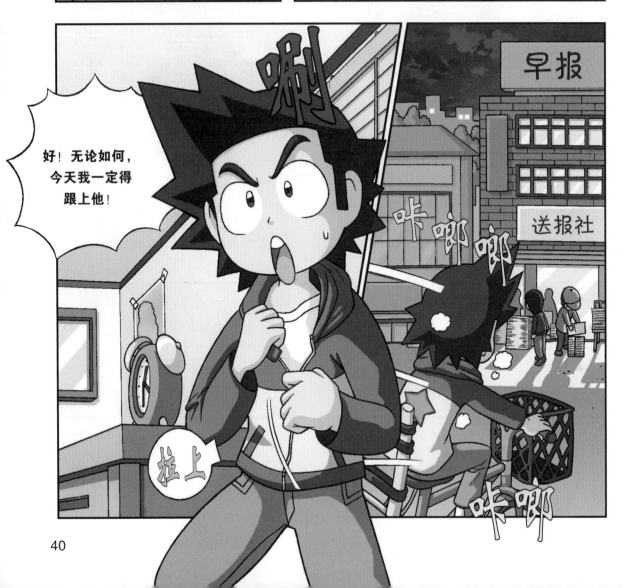

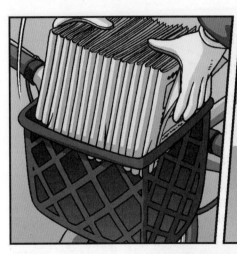

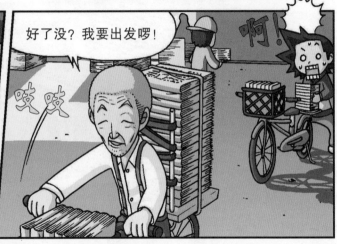

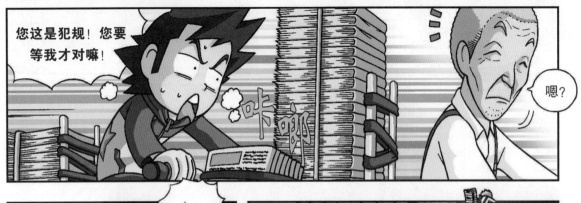

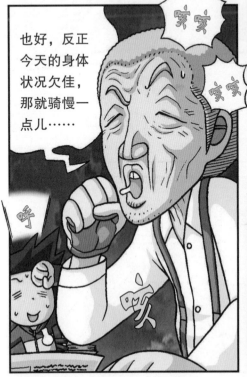

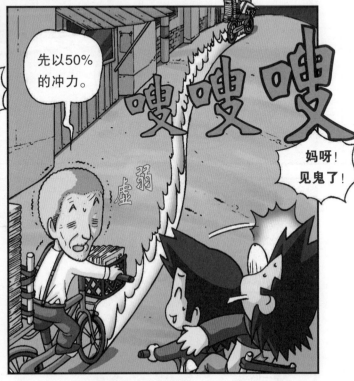

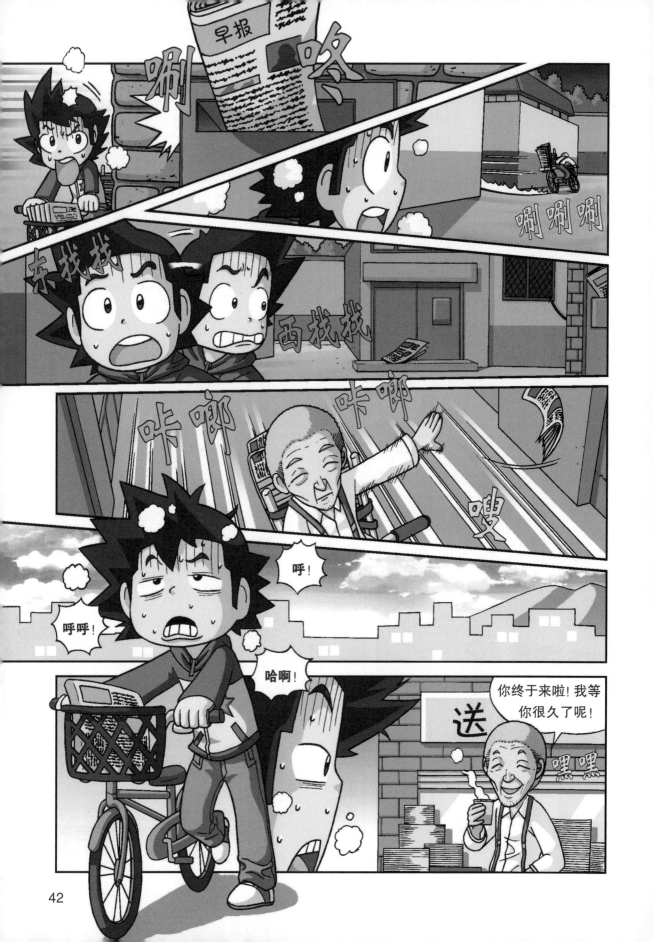

42

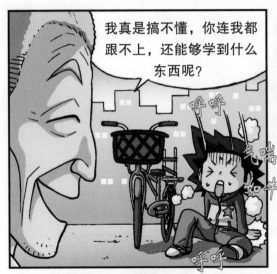

我真是搞不懂，你连我都跟不上，还能够学到什么东西呢？

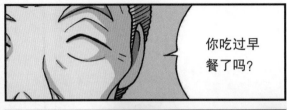

你吃过早餐了吗？

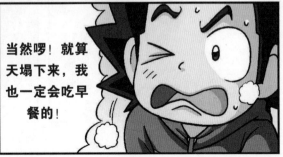

当然啰！就算天塌下来，我也一定会吃早餐的！

是吗？那你今天吃了哪些食物？

发飙！

蘸草莓酱的吐司，我总共吃了六块呢！还有可乐！

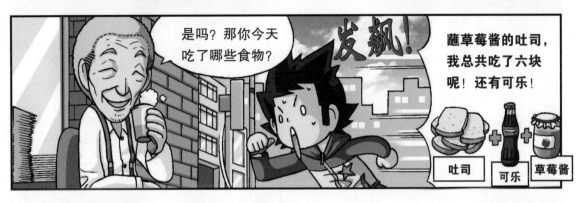

吐司

可乐

草莓酱

啧啧……

难怪呀！难怪你会如此使不上劲儿！

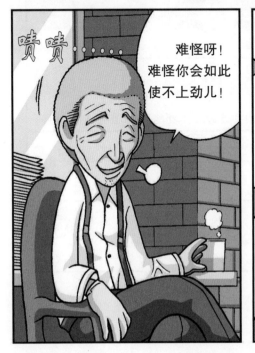

每天的正餐，一定要均匀摄取碳水化合物、蛋白质、脂肪、维生素、矿物质等各种营养素！

每一种营养素对我们的身体都有特定的作用，如果缺乏其中之一，就会导致生理机能失调。

尤其是像你这种正处于发育期的小朋友，营养摄取的多寡，可能会影响你一辈子的健康哟！

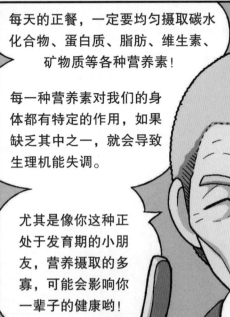

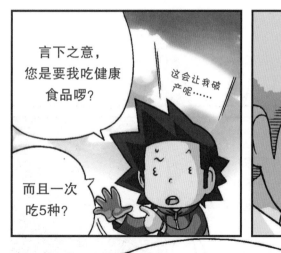
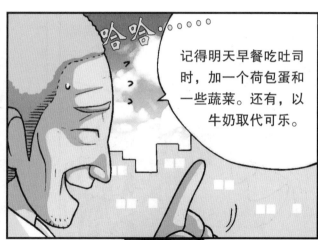
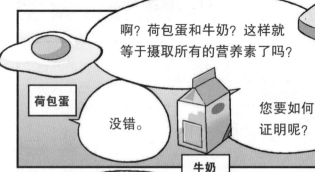
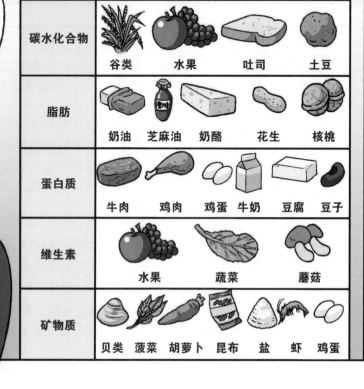

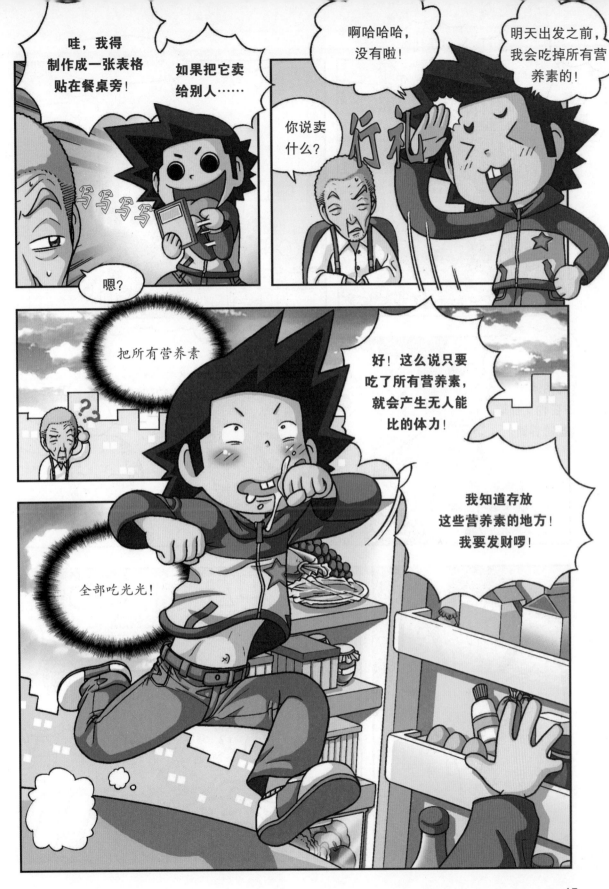

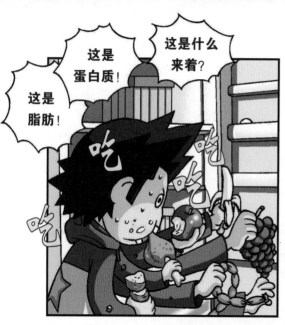

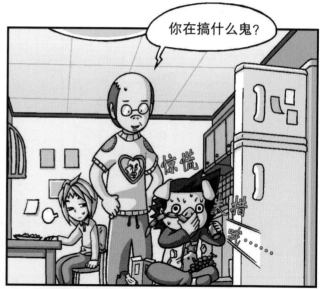

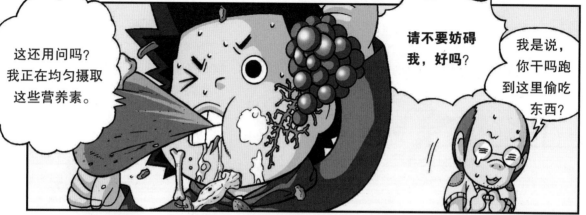

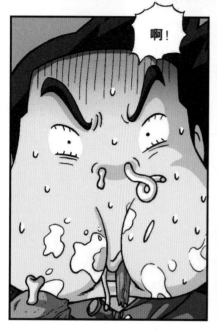

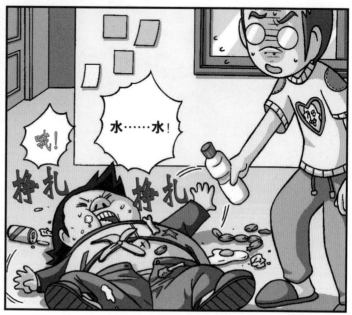

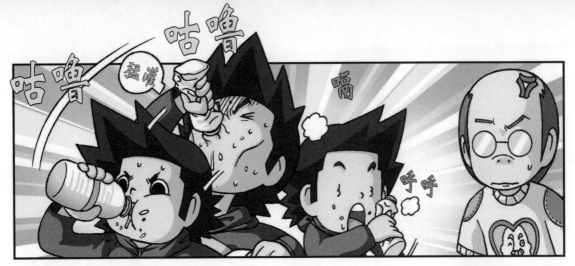

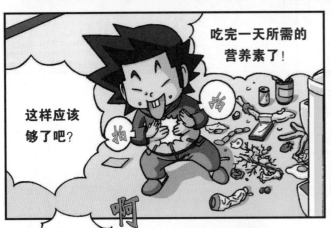

吃完一天所需的营养素了！

这样应该够了吧？

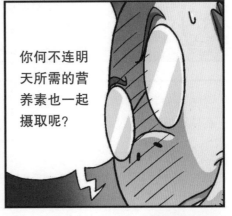

你何不连明天所需的营养素也一起摄取呢？

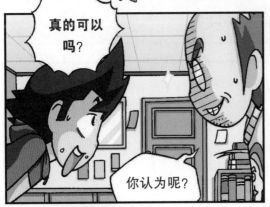

真的可以吗？

你认为呢？

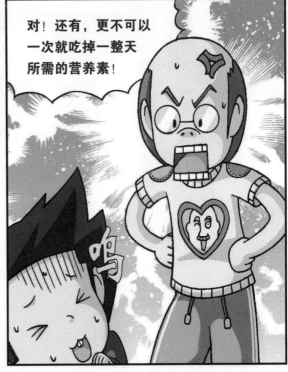

对！还有，更不可以一次就吃掉一整天所需的营养素！

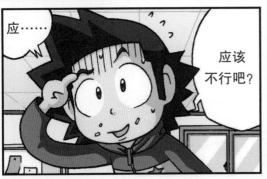

应……

应该不行吧？

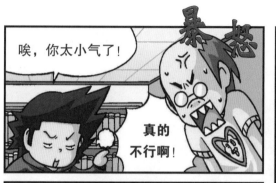

唉，你太小气了！

真的不行啊！

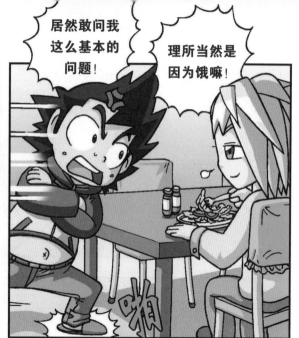

居然敢问我这么基本的问题！

理所当然是因为饿嘛！

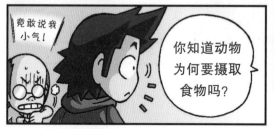

竟敢说我小气！

你知道动物为何要摄取食物吗？

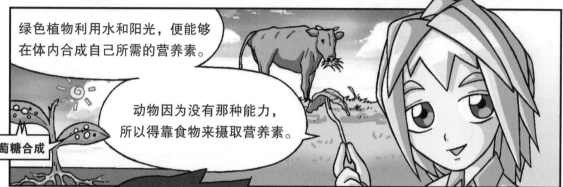

绿色植物利用水和阳光，便能够在体内合成自己所需的营养素。

动物因为没有那种能力，所以得靠食物来摄取营养素。

葡萄糖合成

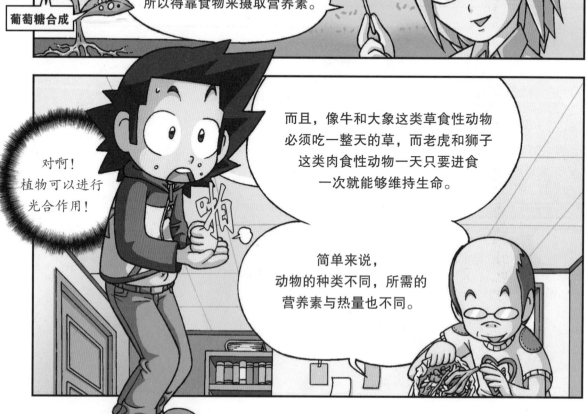

对啊！植物可以进行光合作用！

而且，像牛和大象这类草食性动物必须吃一整天的草，而老虎和狮子这类肉食性动物一天只要进食一次就能够维持生命。

简单来说，动物的种类不同，所需的营养素与热量也不同。

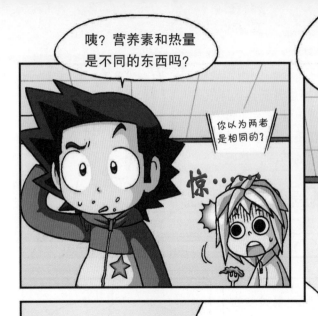

咦？营养素和热量是不同的东西吗？

你以为两者是相同的？

惊……

卡路里是使人体所吸收的营养素的化学能转换为热能与运动的能量。

起身

产生能量的三大营养素

碳水化合物	每1g	4Kcal
蛋白质	每1g	4Kcal
脂肪	每1g	9Kcal

而所谓人体一天所需的卡路里，就是把能使人体产生能量的三大营养素中可获取的热量，换算成一天所需的值。若卡路里缺乏会降低体能，超过则会导致肥胖等问题。

我们这个年纪一天需要2200卡路里，而你刚刚摄取的量，已经远远超过标准值了。

这也代表你的身体正在把过剩的热量囤积成脂肪！

鲔鱼肚

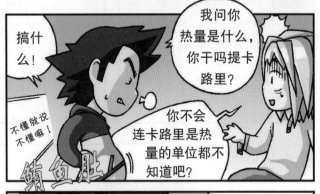

搞什么！

我问你热量是什么，你干吗提卡路里？

不懂就说不懂嘛！

你不会连卡路里是热量的单位都不知道吧？

鲔鱼肚

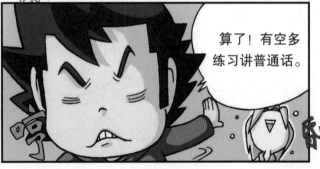

算了！有空多练习讲普通话。

哼

昏

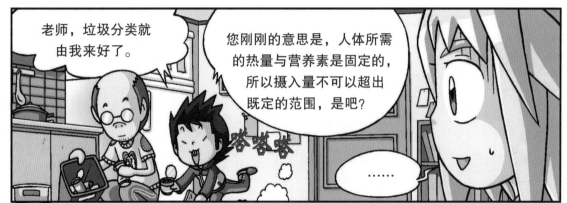

老师，垃圾分类就由我来好了。

您刚刚的意思是，人体所需的热量与营养素是固定的，所以摄入量不可以超出既定的范围，是吧？

……

答答答

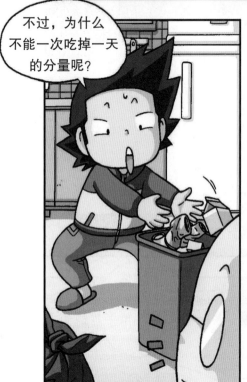

不过，为什么不能一次吃掉一天的分量呢？

人体消耗热量最多的器官是我们的大脑。

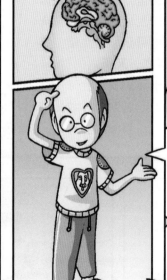

由于人体所摄取的食物在胃肠内完全消化需要4～5小时，

因此，一天分成三餐来吃是供应能量最适宜的方法。

哦哦……

再者，一次吃太多食物，不但会造成消化器官的负担，也会像艾力克所说的，囤积成脂肪。

当能量不足时，脑的功能会随之下降！

您别碰啦！

嗯

硬 硬

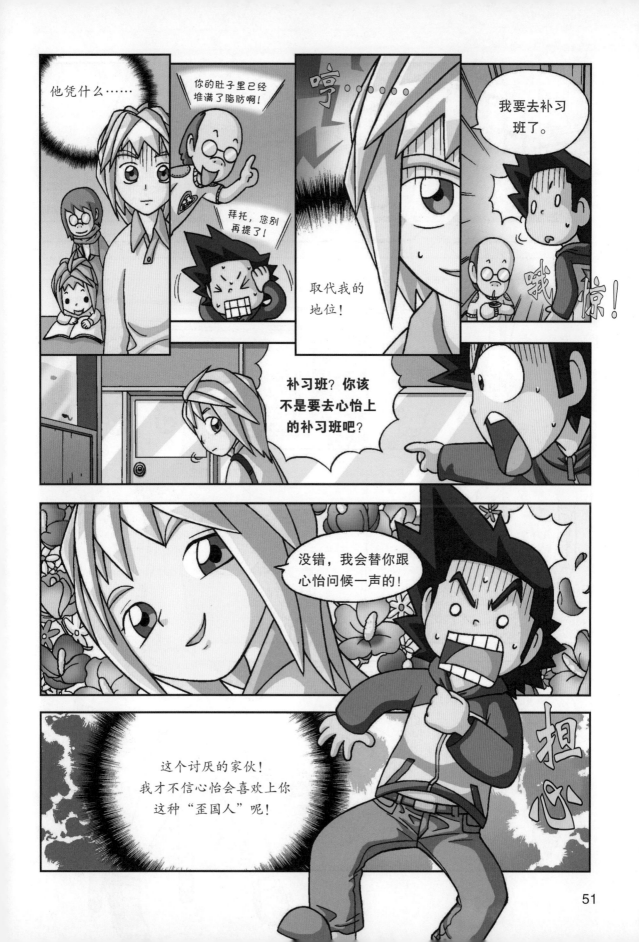

51

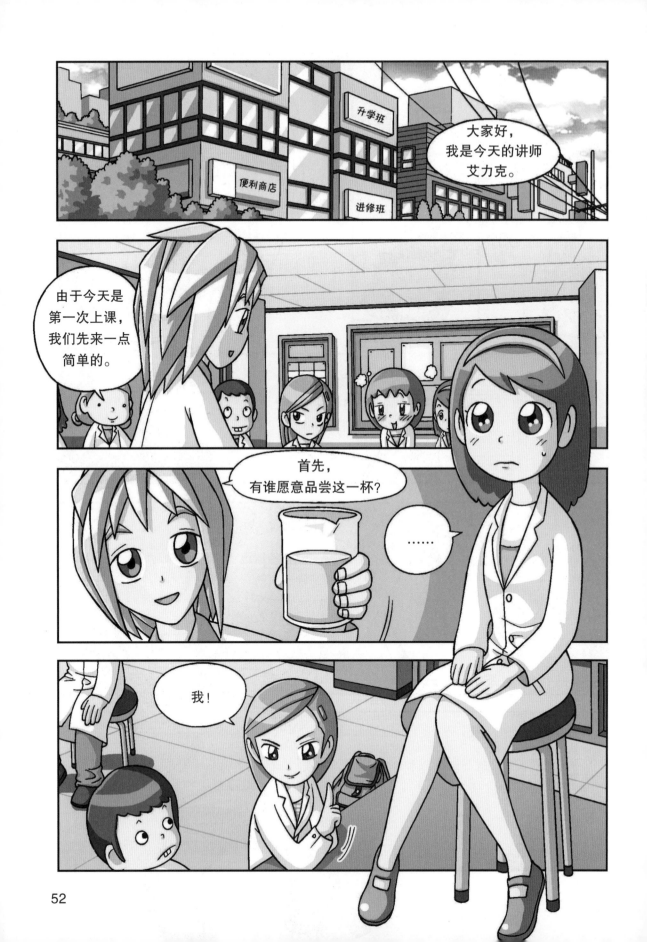

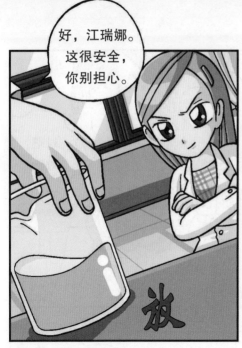
好，江瑞娜。
这很安全，
你别担心。

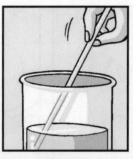

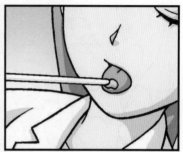

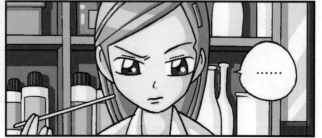
……

放

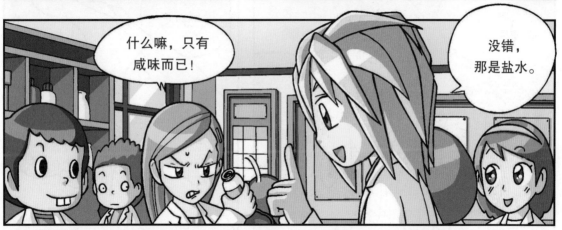
什么嘛，只有
咸味而已！

没错，
那是盐水。

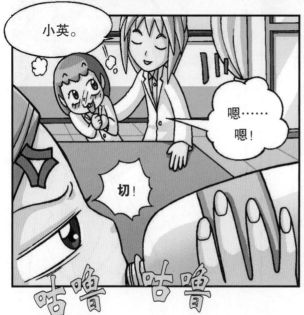
小英。

嗯……
嗯！

切！

咕噜　咕噜

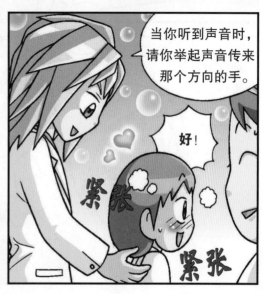
当你听到声音时，
请你举起声音传来
那个方向的手。

好！

紧张

紧张

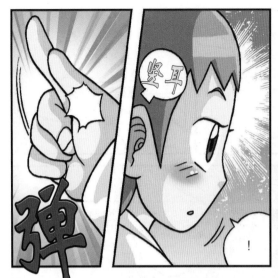

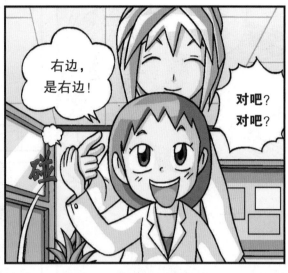

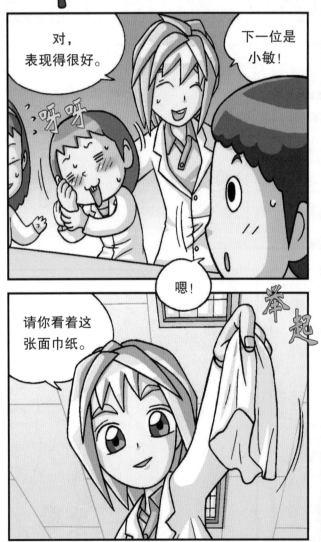

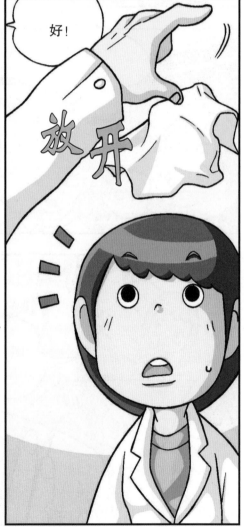

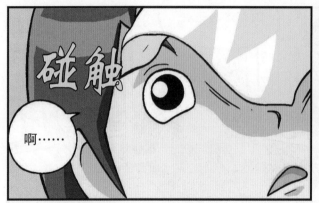

碰触

啊……

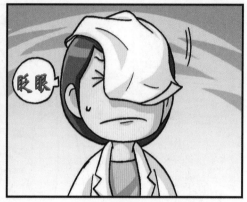

眨眼

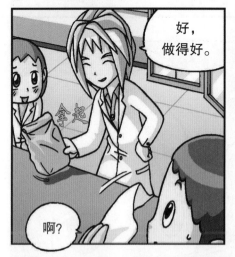

好，做得好。

拿起

啊？

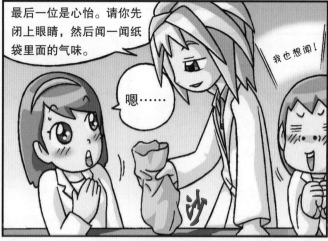

最后一位是心怡。请你先闭上眼睛，然后闻一闻纸袋里面的气味。

嗯……

我也想闻！

沙

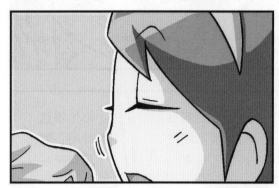

好香哟……

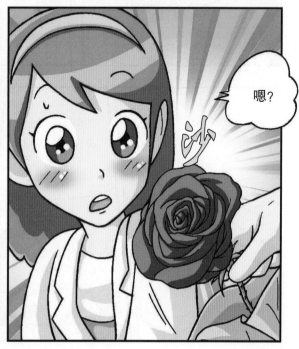

嗯？

沙

55

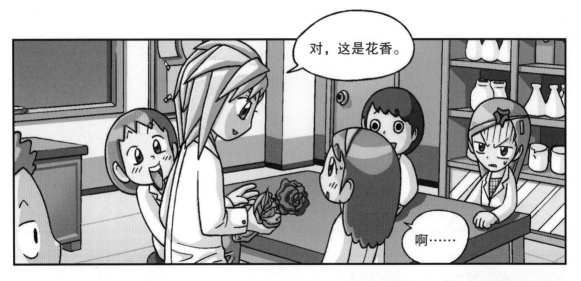

对，这是花香。

啊……

谢谢各位的配合。刚刚我们所做的，就是有关感官的实验。

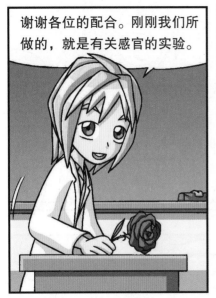

我们的眼睛是用来观色的，

耳朵是用来听声的，

鼻子是用来嗅味的，

舌头是用来尝味的。

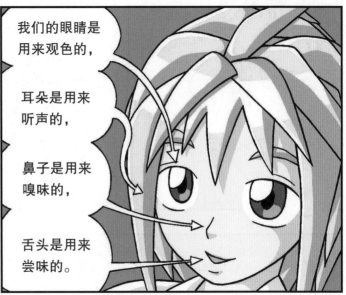

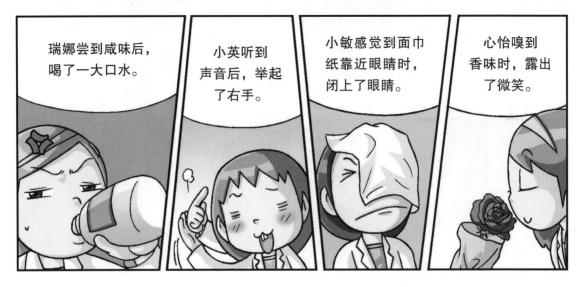

瑞娜尝到咸味后，喝了一大口水。

小英听到声音后，举起了右手。

小敏感觉到面巾纸靠近眼睛时，闭上了眼睛。

心怡嗅到香味时，露出了微笑。

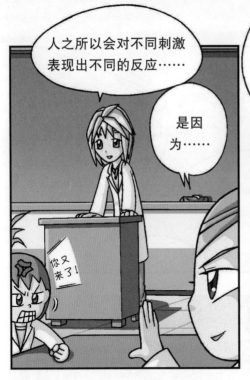

人之所以会对不同刺激表现出不同的反应……

是因为……

感官所受到的刺激先通过末梢神经，再通过脊椎传递至脑部所致。

当大脑对这些刺激下达指令时，会再次通过脊椎、末梢神经，使运动器官产生反应。

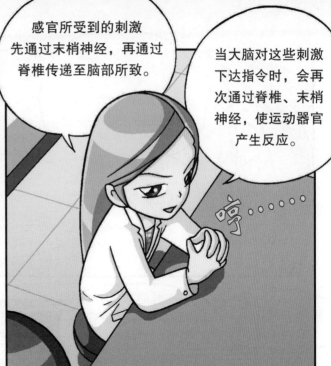

哼°°°°°°

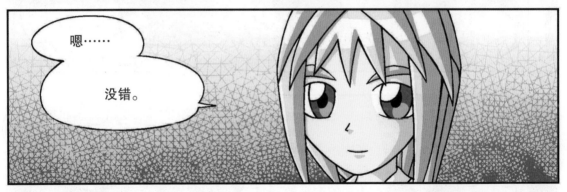

嗯……

没错。

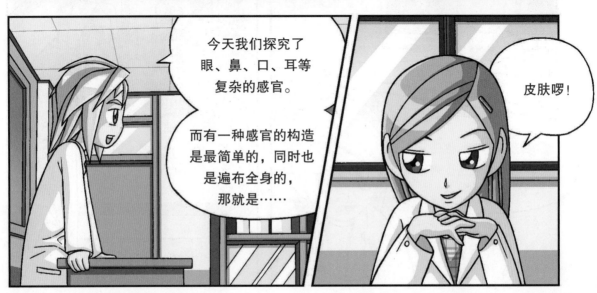

今天我们探究了眼、鼻、口、耳等复杂的感官。

而有一种感官的构造是最简单的，同时也是遍布全身的，那就是……

皮肤啰！

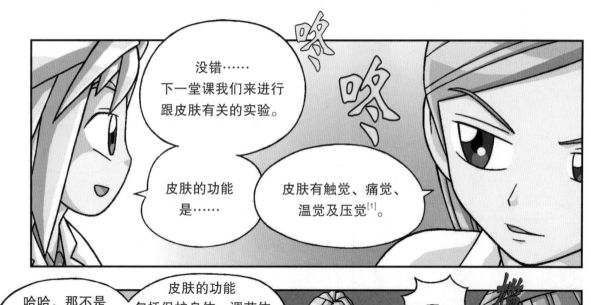

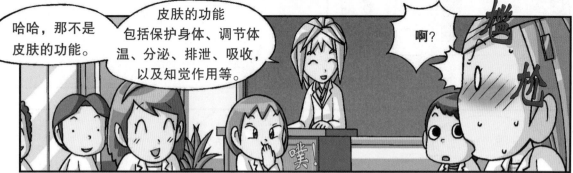

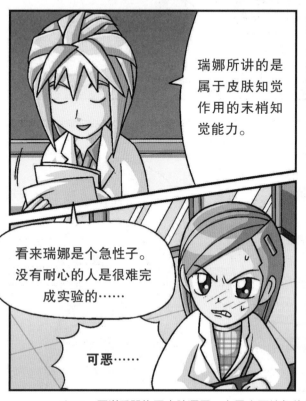

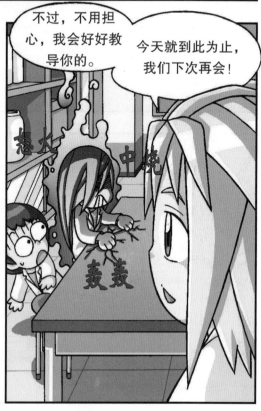

注[1]：压觉受器位于皮肤深层，力量大而持久的接触才会产生压觉。

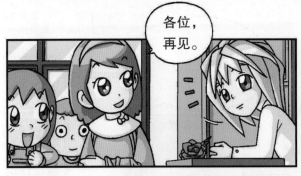

各位，再见。

啊，谢谢……

这个。

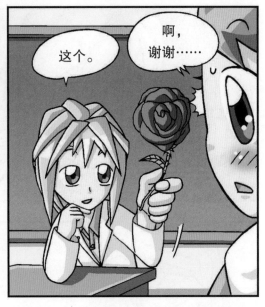

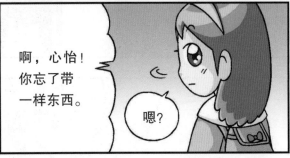

啊，心怡！你忘了带一样东西。

嗯？

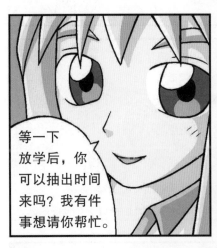

等一下放学后，你可以抽出时间来吗？我有件事想请你帮忙。

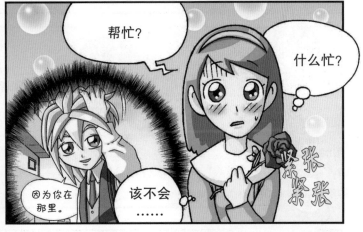

帮忙？

什么忙？

因为你在那里。

该不会……

收紧张紧张

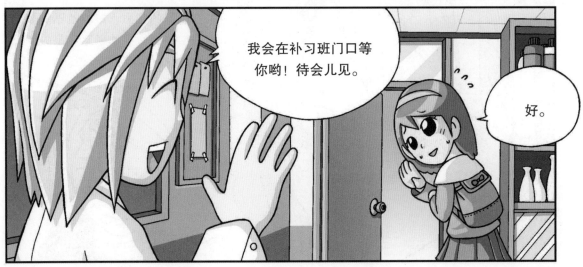

我会在补习班门口等你哟！待会儿见。

好。

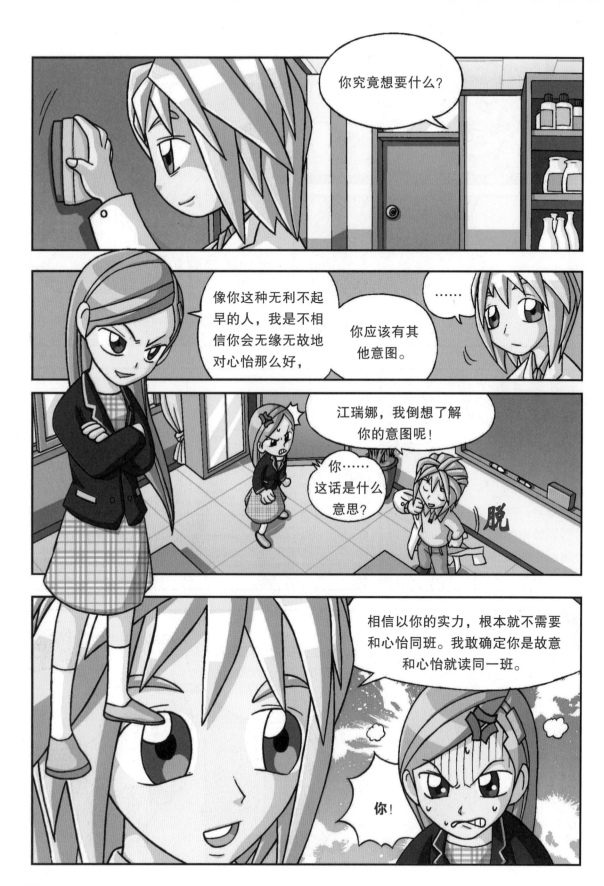

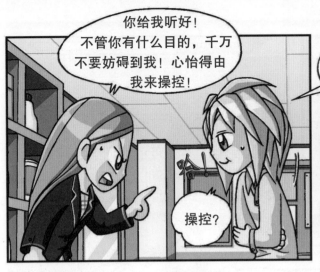

你给我听好！不管你有什么目的，千万不要妨碍到我！心怡得由我来操控！

操控？

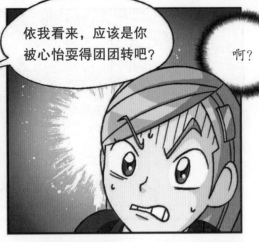

依我看来，应该是你被心怡耍得团团转吧？

啊？

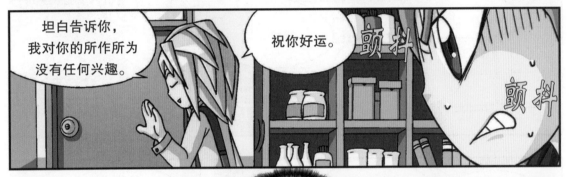

坦白告诉你，我对你的所作所为没有任何兴趣。

祝你好运。

颤抖

颤抖

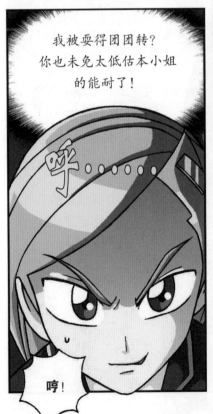

我被耍得团团转？你也未免太低估本小姐的能耐了！

呼……

哼！

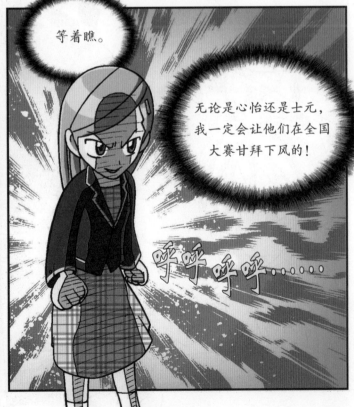

等着瞧。

无论是心怡还是士元，我一定会让他们在全国大赛甘拜下风的！

呼呼呼呼……

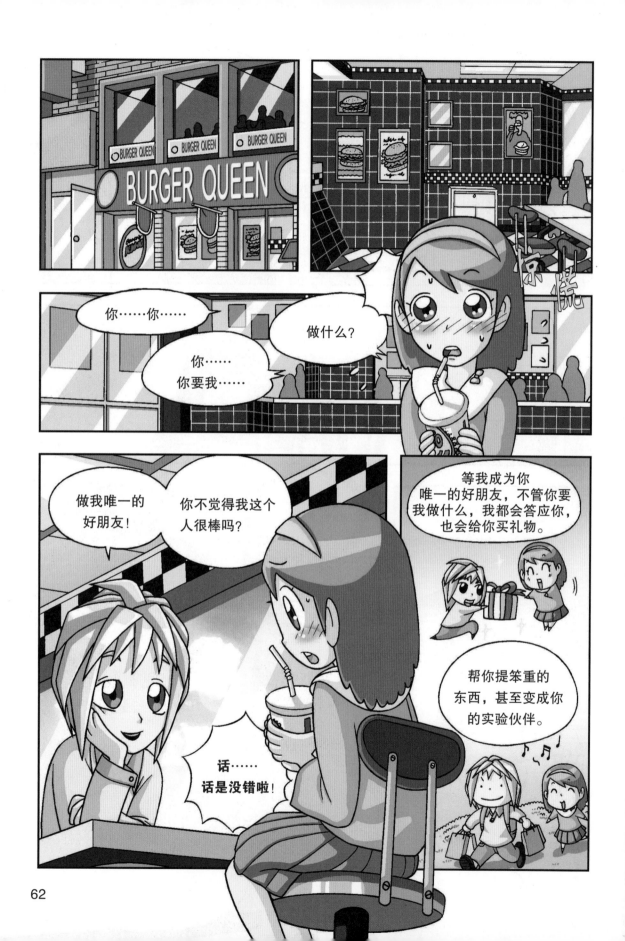

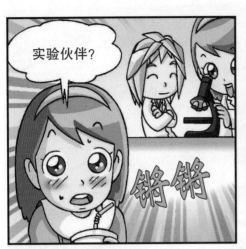

实验伙伴?

锵锵

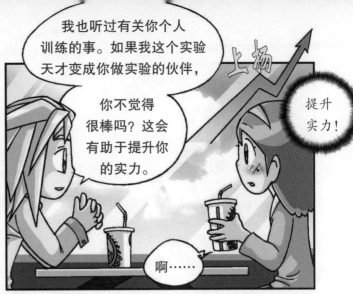

我也听过有关你个人训练的事。如果我这个实验天才变成你做实验的伙伴,

你不觉得很棒吗?这会有助于提升你的实力。

上扬

提升实力!

啊……

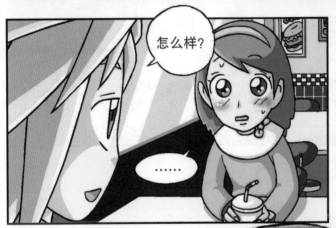

怎么样?

……

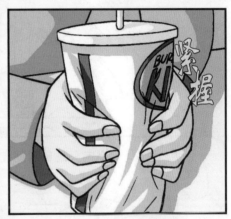

紧握

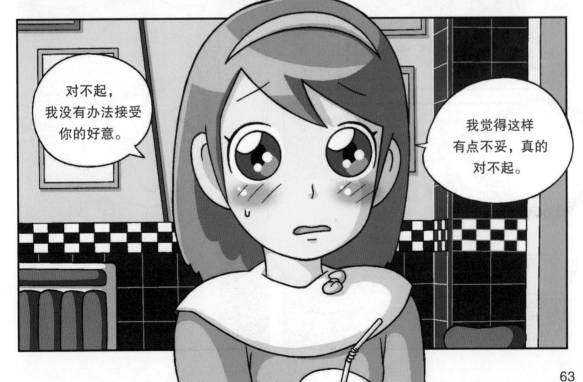

对不起,我没有办法接受你的好意。

我觉得这样有点不妥,真的对不起。

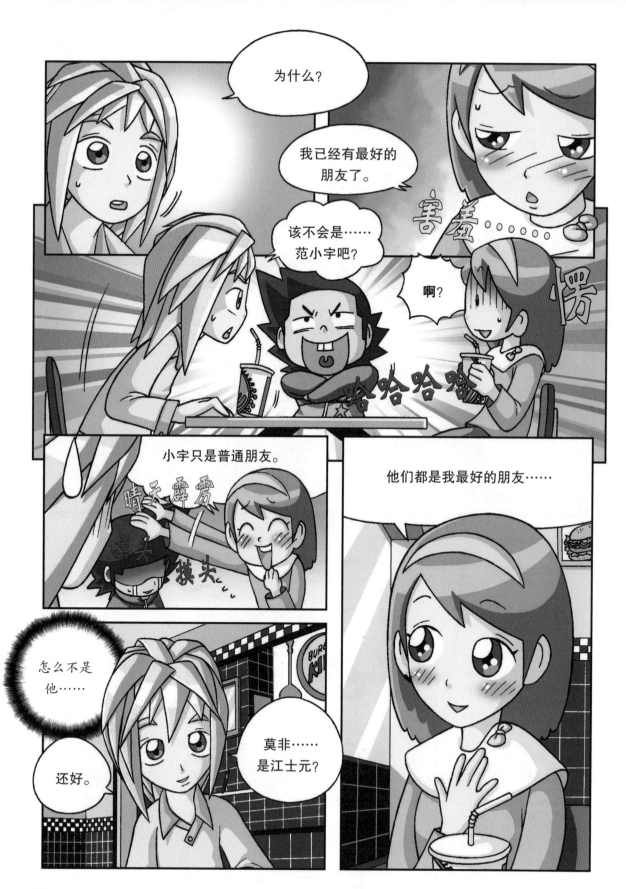

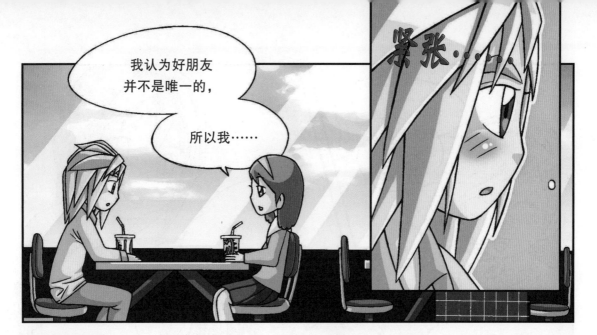

紧张⋯⋯

我认为好朋友
并不是唯一的，

所以我⋯⋯

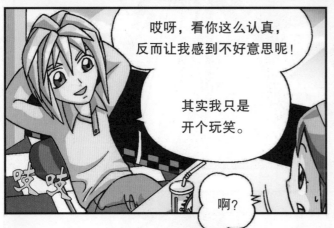

哎呀，看你这么认真，
反而让我感到不好意思呢！

其实我只是
开个玩笑。

啊？

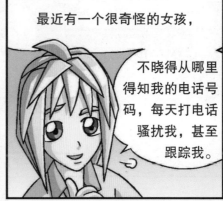

最近有一个很奇怪的女孩，

不晓得从哪里
得知我的电话号
码，每天打电话
骚扰我，甚至
跟踪我。

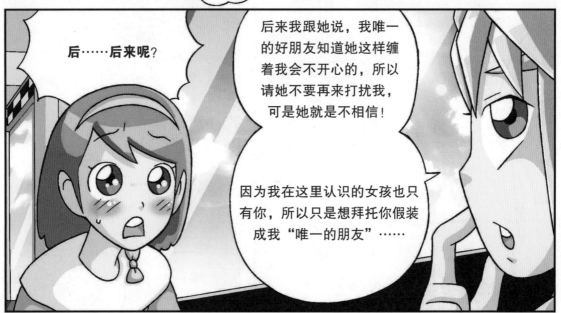

后……后来呢？

后来我跟她说，我唯一
的好朋友知道她这样缠
着我会不开心的，所以
请她不要再来打扰我，
可是她就是不相信！

因为我在这里认识的女孩也只
有你，所以只是想拜托你假装
成我"唯一的朋友"⋯⋯

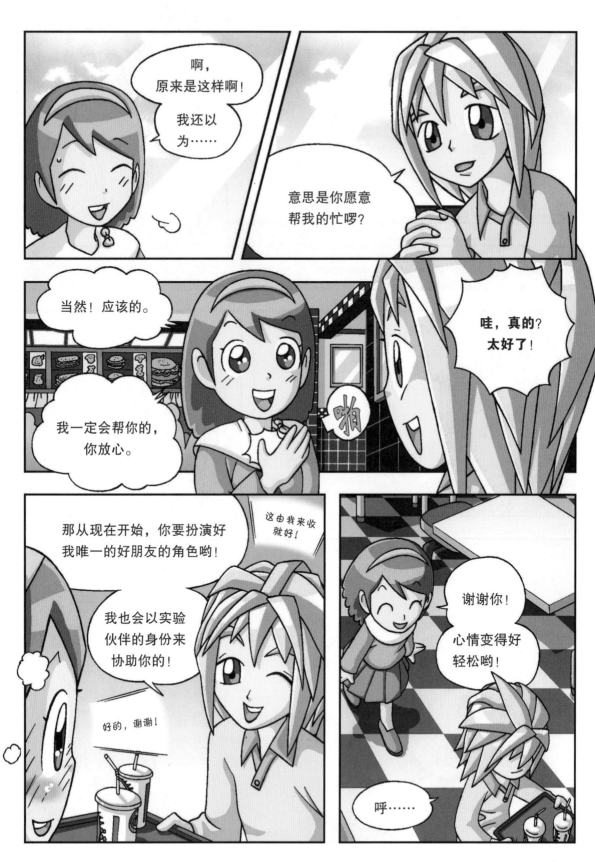

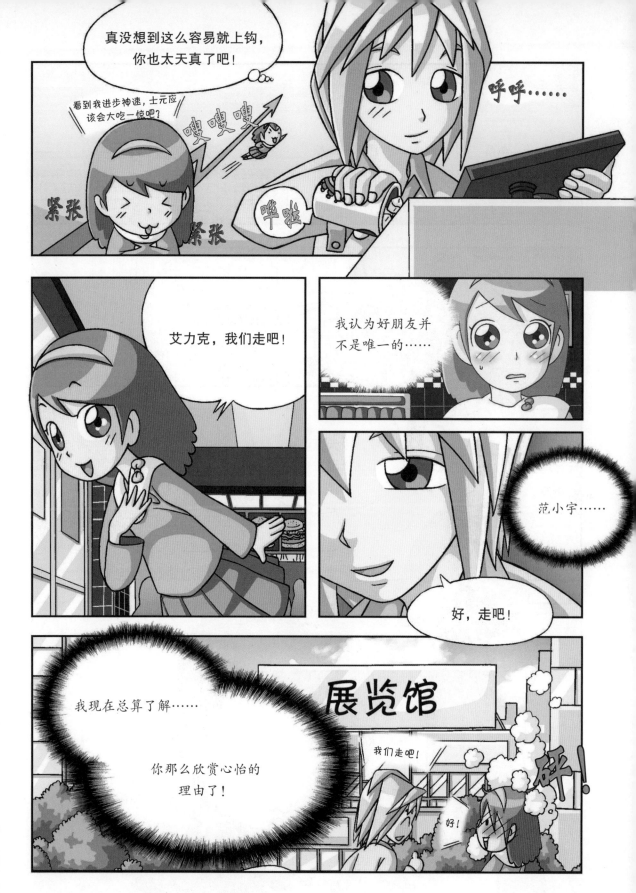

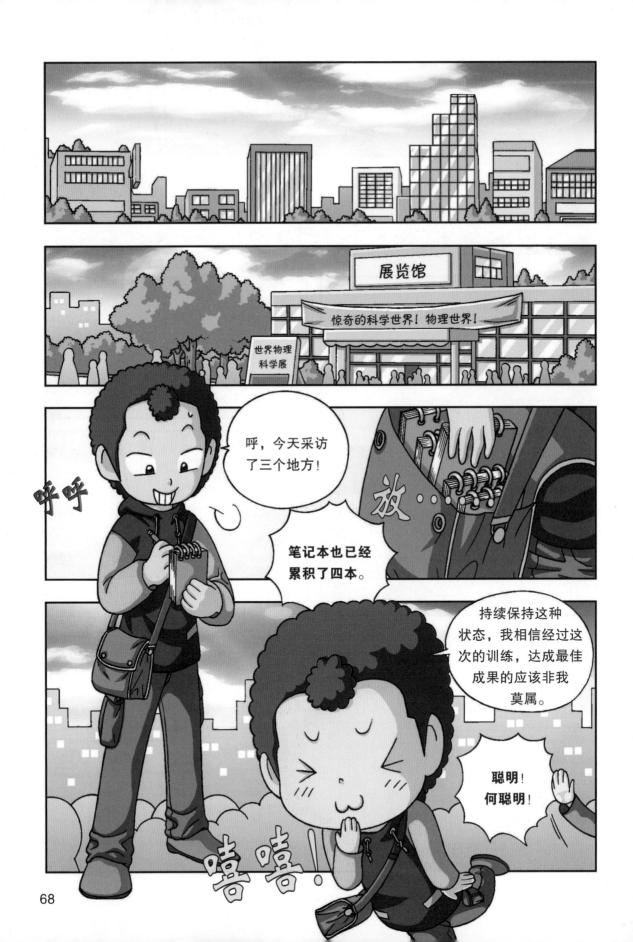

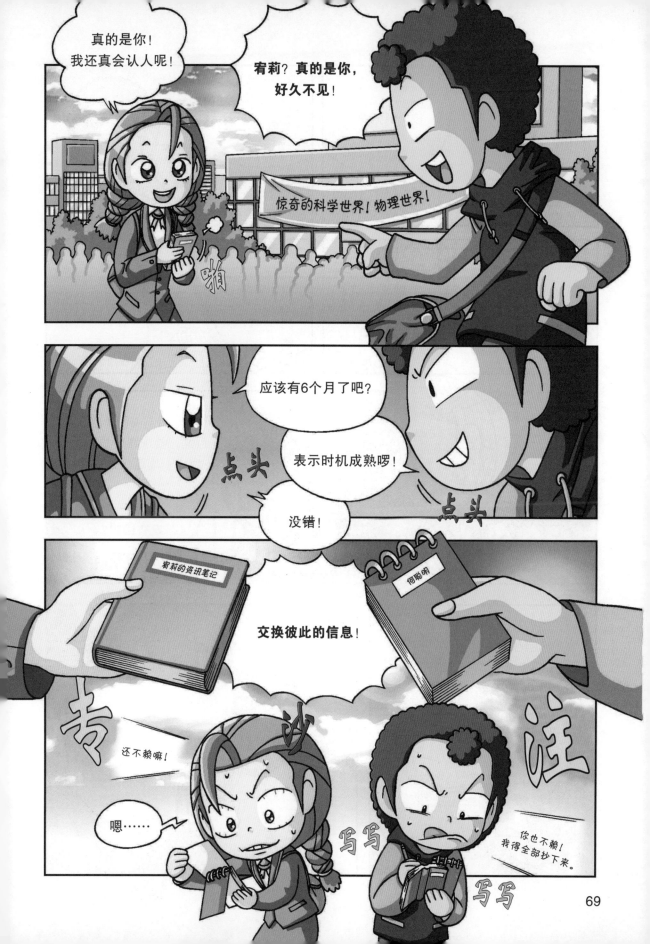

69

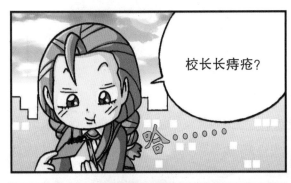

校长长痔疮？

哈……

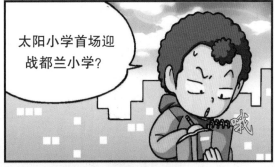

太阳小学首场迎战都兰小学？

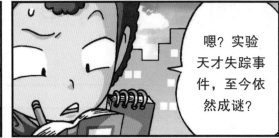

哦哦，酷哟！每个人都在接受个人训练？江士元去了精英教育院？

嗯？实验天才失踪事件，至今依然成谜？

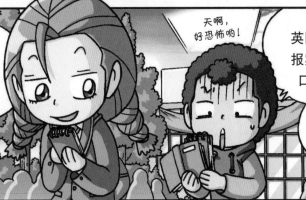

你应该还不晓得那件事吧？我也是好不容易才查到的，听说失踪的少年跟我们一样年纪呢！

天啊，好恐怖哟！

英国少年？家属向警局报案，要求协寻失踪人口，一周后便撤销！

然而少年至今依然没有回家？

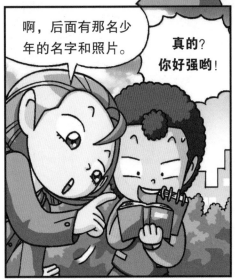

啊，后面有那名少年的名字和照片。

真的？你好强哟！

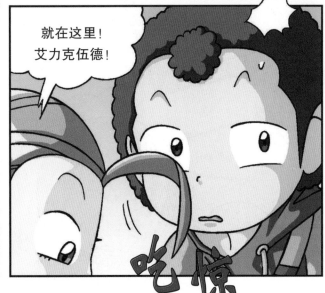

就在这里！艾力克伍德！

吃惊

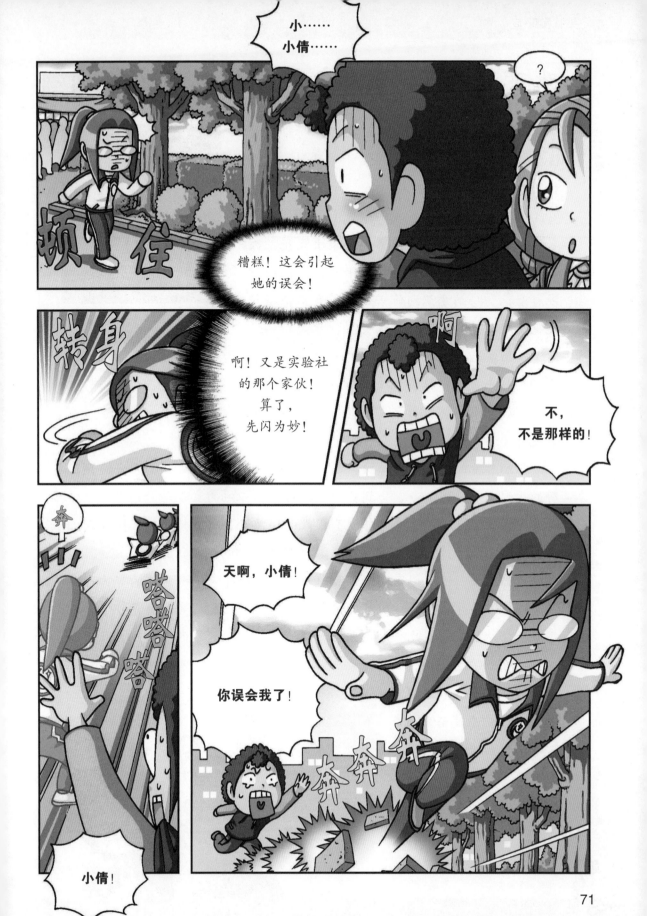

改变世界的科学家——爱德华·詹纳

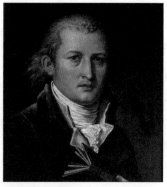

爱德华·詹纳

（Edward Jenner, 1749–1823）
以研发及推广牛痘疫苗、防
止天花而闻名，被称为"免
疫学之父"。

詹纳早年在出生地英国的格洛斯特郡攻读医学，之后向伦敦一名外科医师学习解剖及外科医术，后来回乡行医。

当时的英国乡间流行一个民间传说，一个人只要曾经染上牛痘，便不会再染上天花。因为挤牛奶的女工多数都曾感染牛痘，的确很少罹患天花。詹纳意识到倘若传说属实，牛痘与天花之间必然有着某种特殊关联。于是詹纳进行了一场实验，他替一名八岁男孩詹姆斯·菲普斯接种牛痘，男孩染上牛痘后在六星期内康复。之后詹纳再替男孩接种天花，结果男孩完全没有受到感染，这证明了牛痘能让人对天花产生免疫。

詹纳称他的方法为"预防接种"，并将他的研究论文《关于牛痘预防接种的原因与后果的调查》寄到英国皇家协会，但他的主张却受到当时医学界非常严厉的批判。不过詹纳并没有因此而气馁，他仍坚持对贫民区的人们进行300次以上的免费接种，并累积了辉煌的成果。詹纳认识到预防接种可能达到的最终结果，他希望有朝一日可以让天花在地球上绝迹。他的努力与成果终于在1802年开花结果，国家不仅愿意拨款帮助他的研究，更于1803年成立了皇家詹纳协会。从此，每年因天花死亡的案例从原本的高达2000人下降至600人。1808年，英国成立了皇家牛痘疫苗研究中心，并聘请詹纳担任所长。

现在人类接种的疫苗大多是从詹纳发明的牛痘疫苗发展而来的，这也是詹纳被后世尊称为"免疫学之父"的原因。

啊

打了这一针，
你就不怕天花了。

烧伤的处理方法

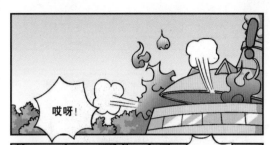

哎呀！

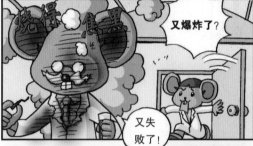

又爆炸了？

又失败了！

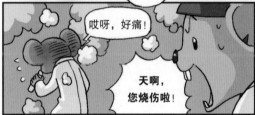

哎呀，好痛！

天啊，您烧伤啦！

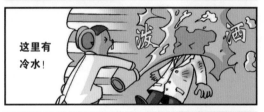

这里有冷水！

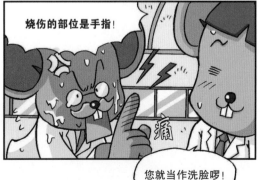

烧伤的部位是手指！

您就当作洗脸啰！

烧伤时应立即将烧伤部位浸泡冷水，以降低疼痛感及发炎的概率。无法浸泡冷水时，应以敷冰袋除去伤处的余热，直至不痛为止。

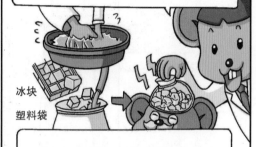

冰块

塑料袋

穿戴衣物的部位烧伤时，应先脱下衣物再冲冷水，并立即将烧伤部位浸泡于冷水中。若出现水疱不可自行剪破，以免伤口发炎或留下伤疤。

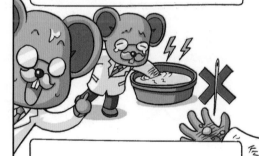

直径为2.5厘米以上的烧伤，应以干净的布覆盖烧伤部位并立即就医。

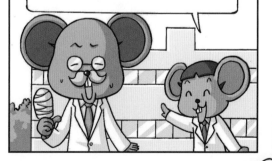

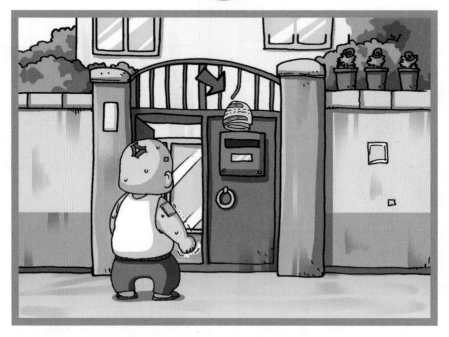

第三部

天敌的初次见面

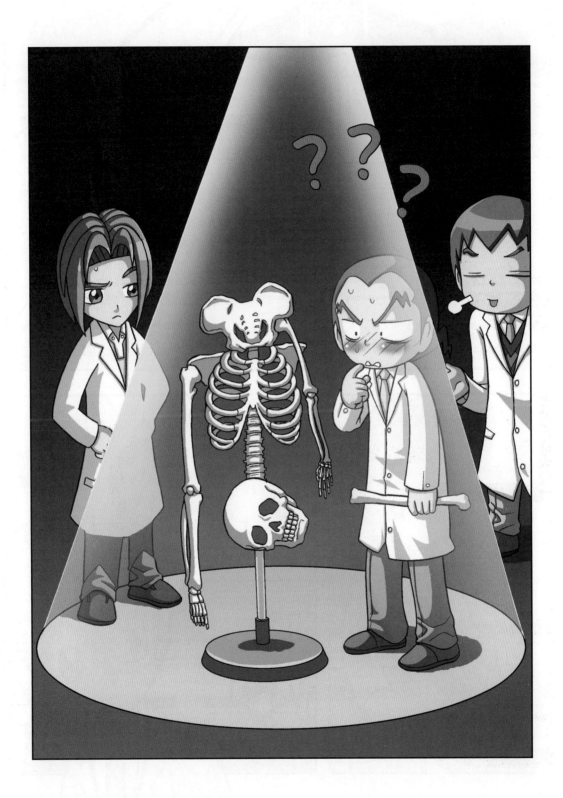

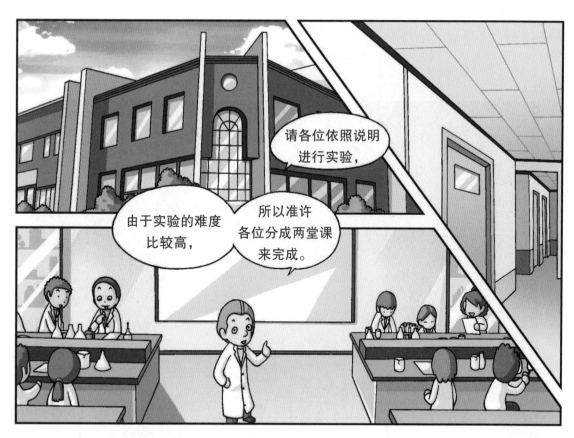

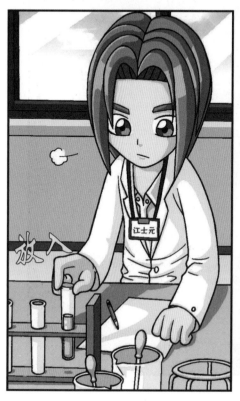

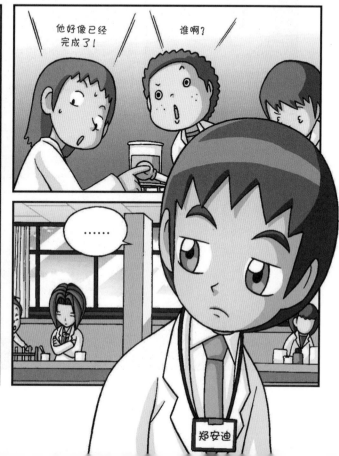

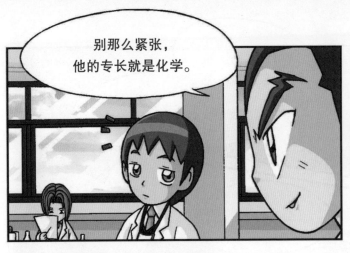

别那么紧张，
他的专长就是化学。

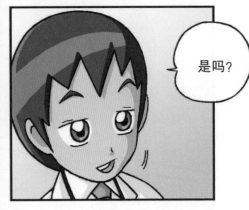

是吗？

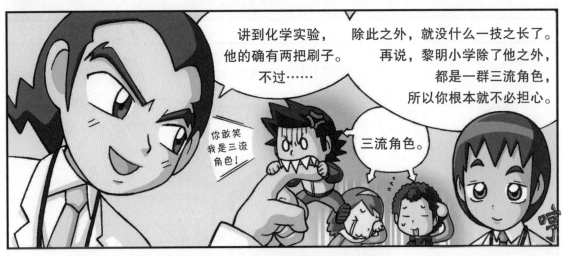

讲到化学实验，
他的确有两把刷子。
不过……

除此之外，就没什么一技之长了。
再说，黎明小学除了他之外，
都是一群三流角色，
所以你根本就不必担心。

你敢笑我是三流角色！

三流角色。

哼

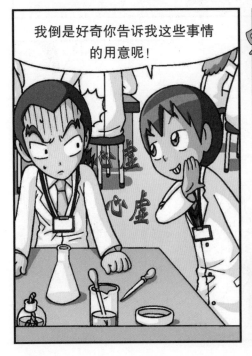

我倒是好奇你告诉我这些事情
的用意呢！

心虚

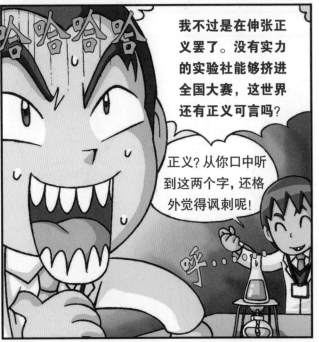

哈哈哈哈

我不过是在伸张正
义罢了。没有实力
的实验社能够挤进
全国大赛，这世界
还有正义可言吗？

正义？从你口中听
到这两个字，还格
外觉得讽刺呢！

呼……

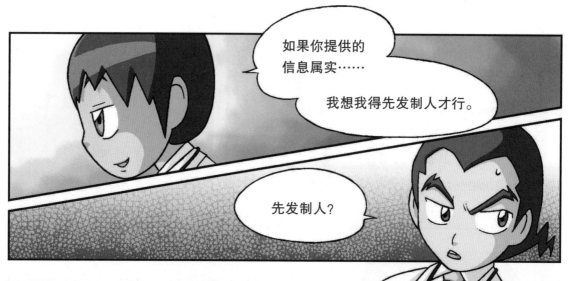

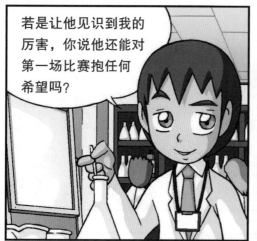

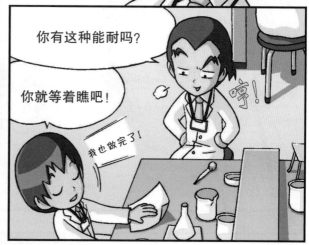

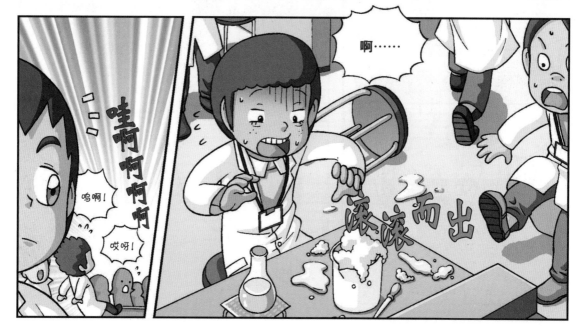

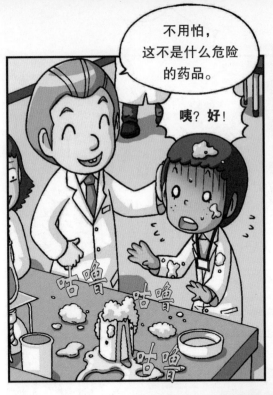

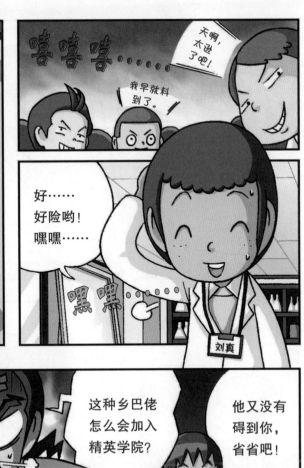

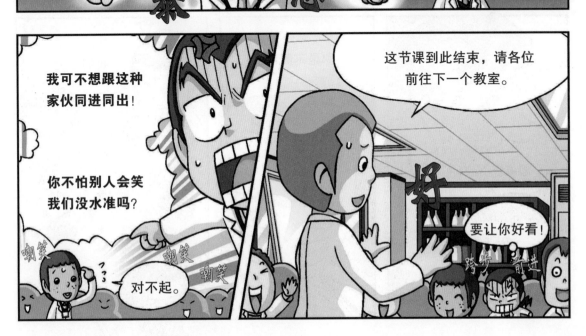

79

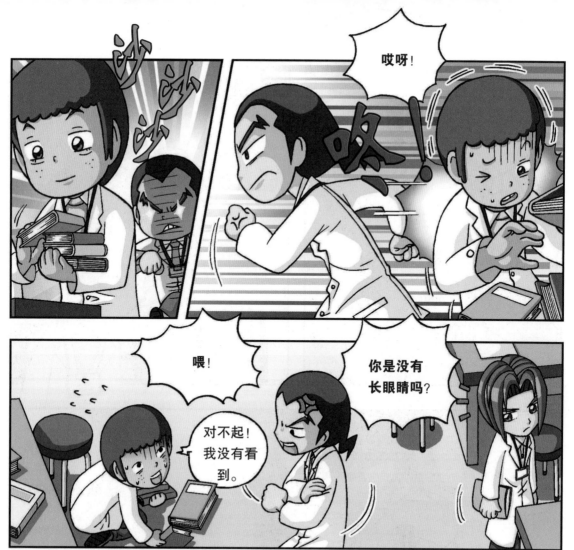

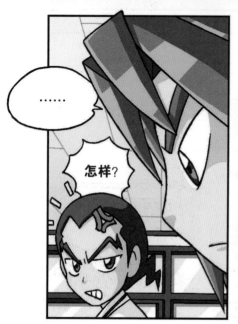

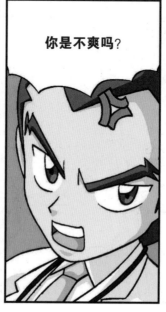

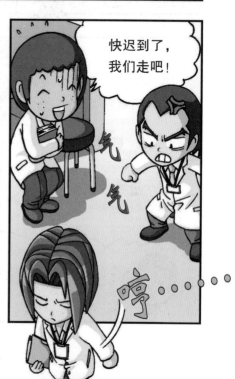

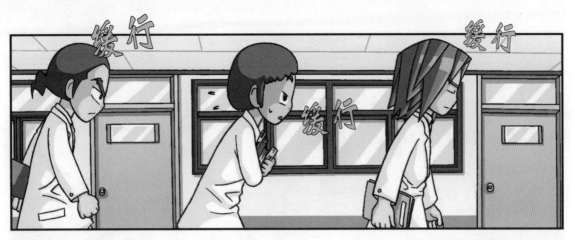

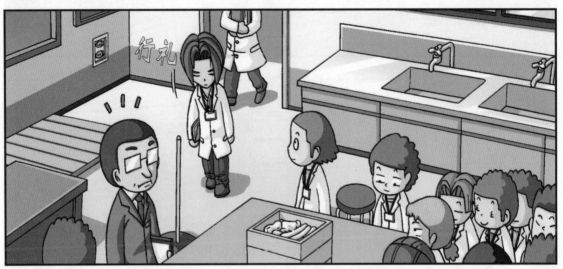

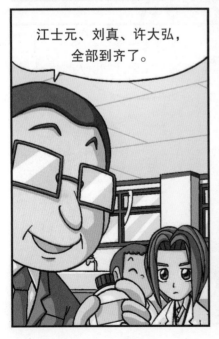

江士元、刘真、许大弘，全部到齐了。

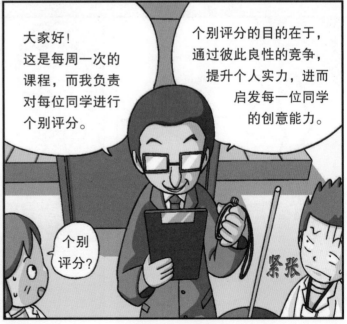

大家好！这是每周一次的课程，而我负责对每位同学进行个别评分。

个别评分的目的在于，通过彼此良性的竞争，提升个人实力，进而启发每一位同学的创意能力。

个别评分？

紧张

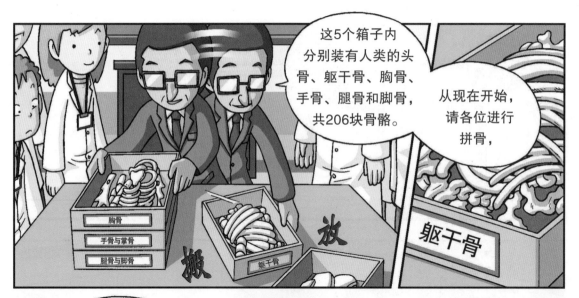

这5个箱子内分别装有人类的头骨、躯干骨、胸骨、手骨、腿骨和脚骨，共206块骨骼。

从现在开始，请各位进行拼骨，

胸骨

手骨与掌骨

腿骨与脚骨

搬

放

躯干骨

躯干骨

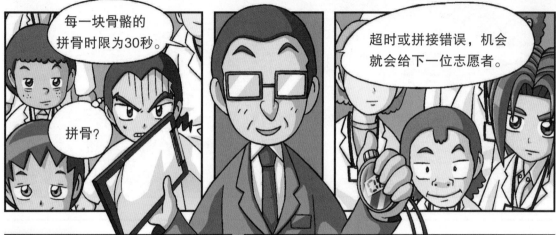

每一块骨骼的拼骨时限为30秒。

拼骨？

超时或拼接错误，机会就会给下一位志愿者。

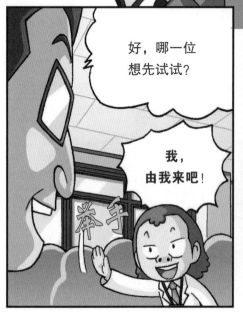

好，哪一位想先试试？

举手

我，由我来吧！

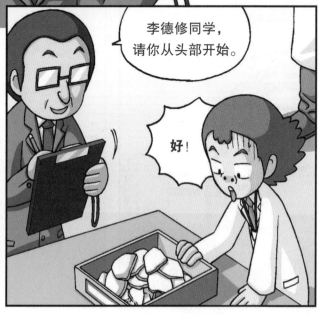

李德修同学，请你从头部开始。

好！

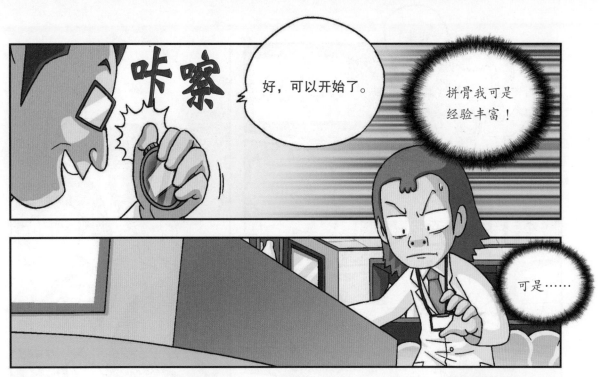

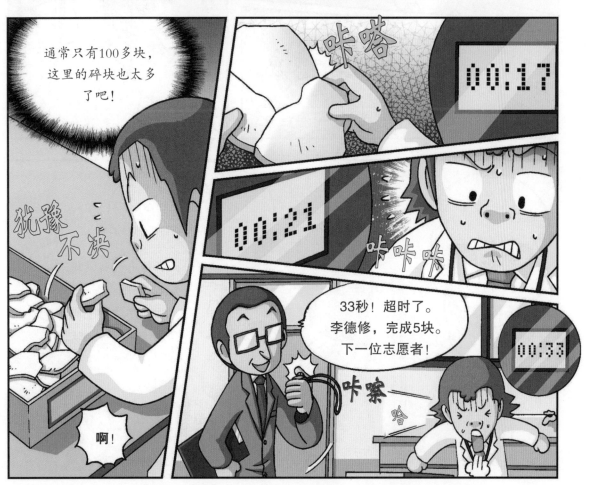

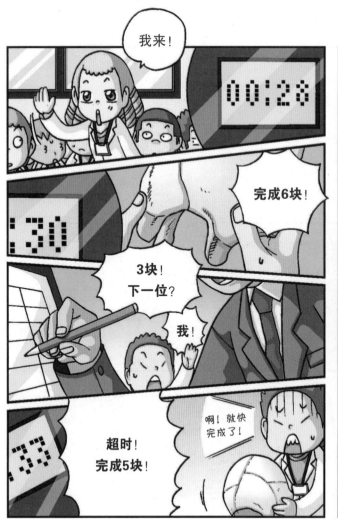

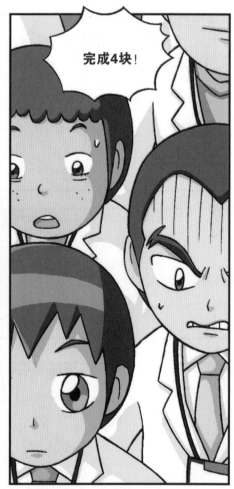

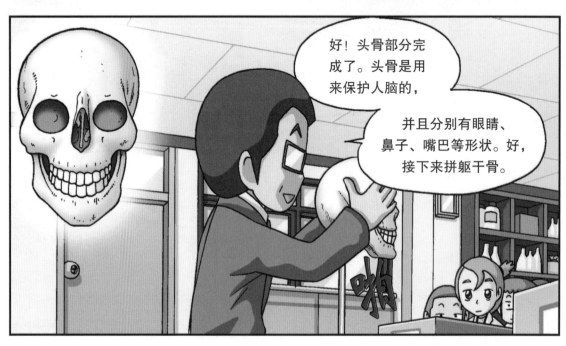

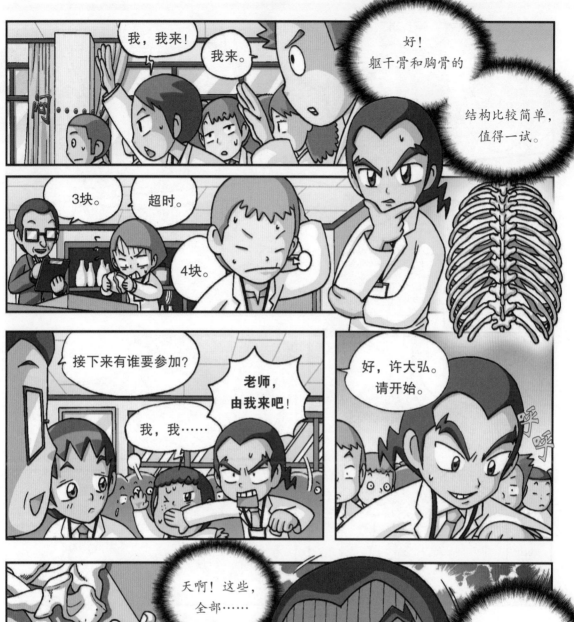
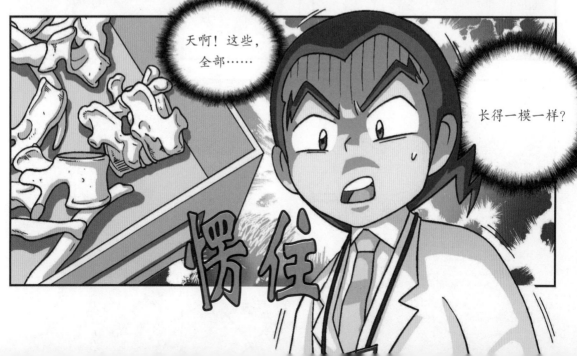

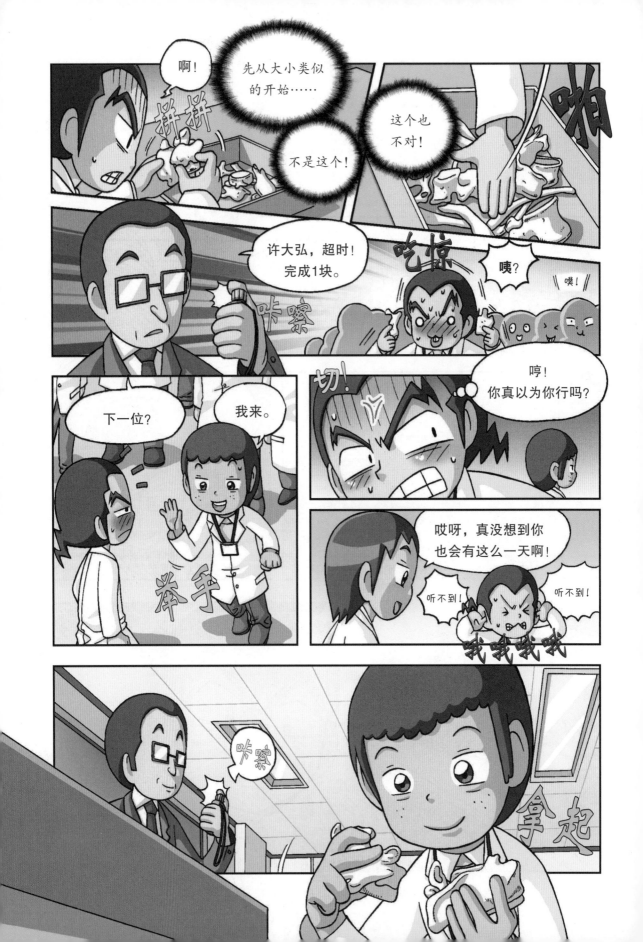

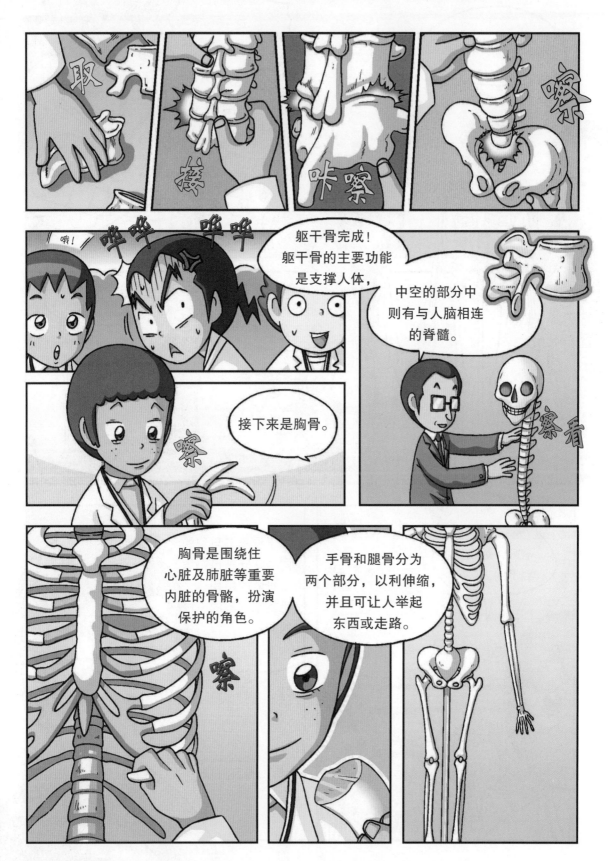

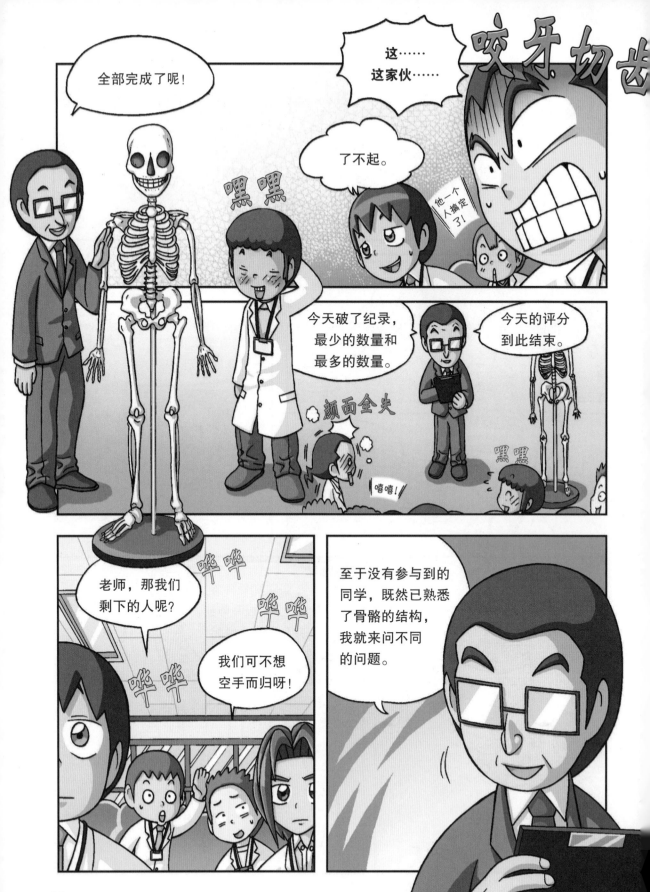

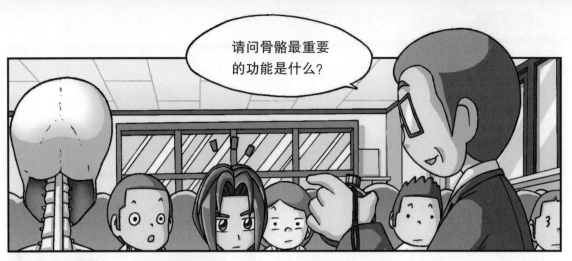

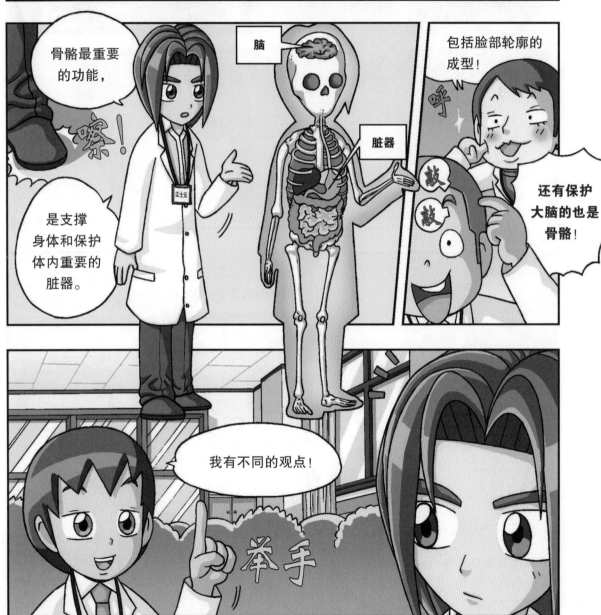

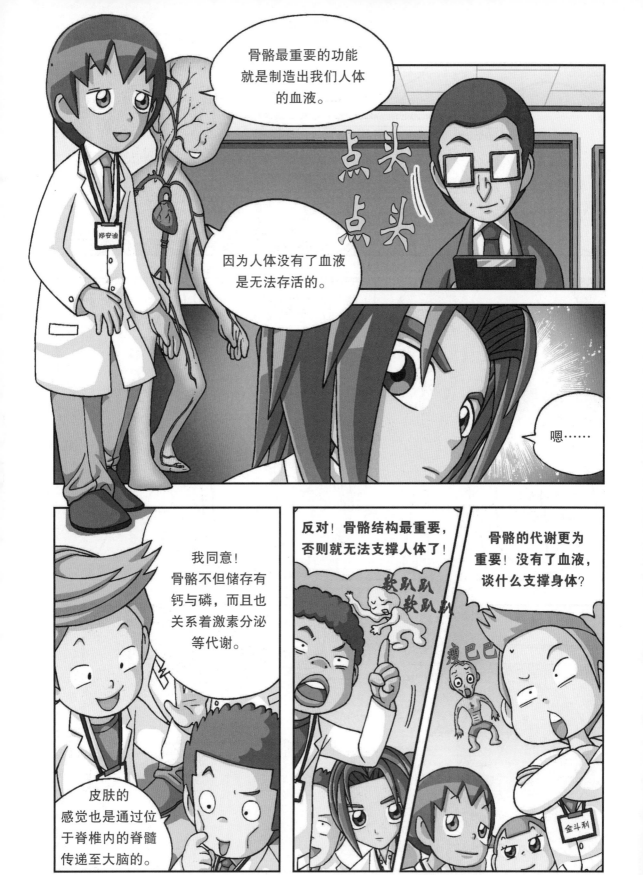

90

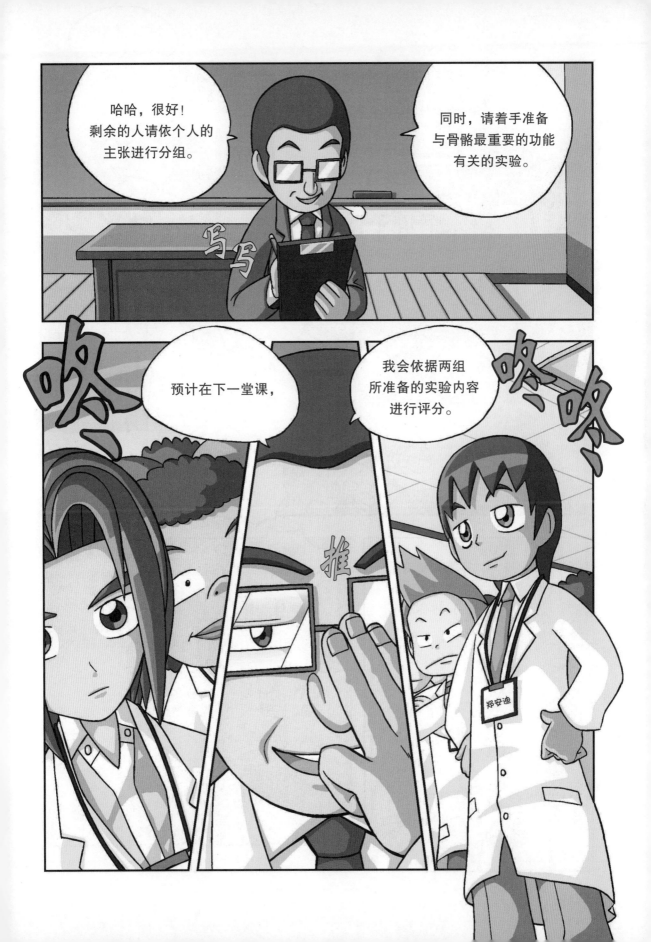

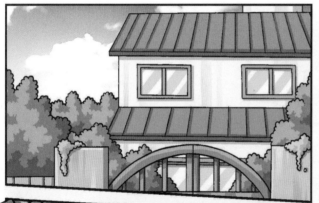
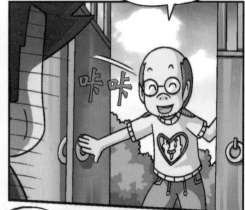

小宇，你来啦！
今天……

咔咔

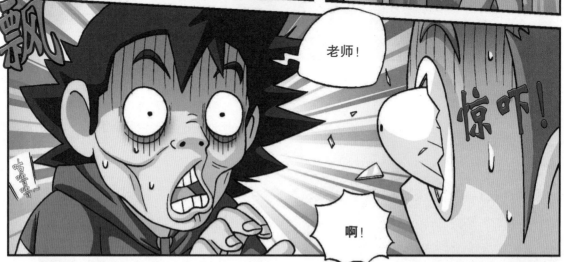

老师！

惊吓！

啊！

飘

不要！我这里已经没有东西可以供你吃了。

砰！

啊！见鬼啦！

惊吓！

您别吓到了！

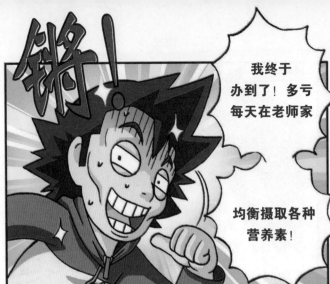

锵！

我终于办到了！多亏每天在老师家

均衡摄取各种营养素！

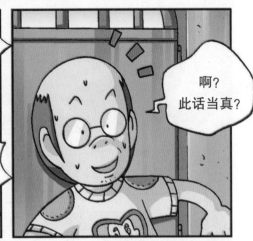

啊？此话当真？

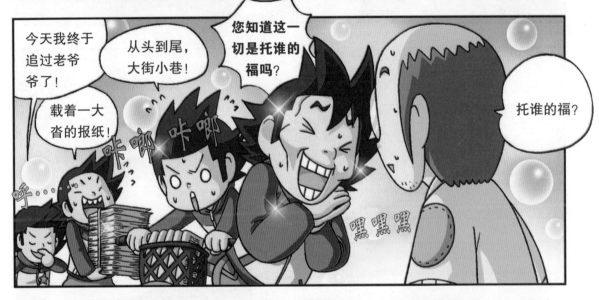

今天我终于追过老爷爷了！

从头到尾，大街小巷！

载着一大沓的报纸！

您知道这一切是托谁的福吗？

咔嘟 咔嘟

呼……

嘿嘿嘿

托谁的福？

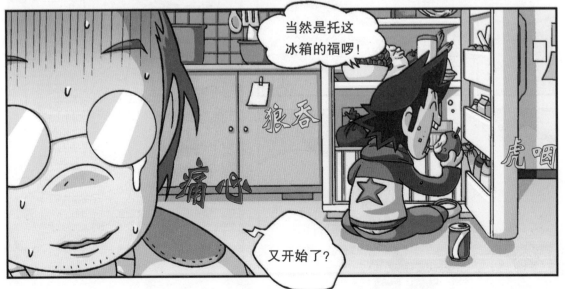

当然是托这冰箱的福啰！

狼吞

虎咽

痛心

又开始了？

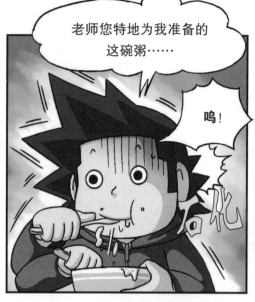

老师您特地为我准备的这碗粥……

呜！

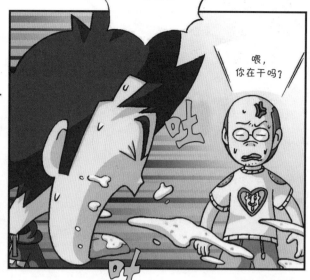

呜哇！

喂，你在干吗？

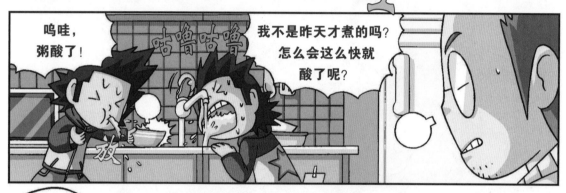

呜哇，粥酸了！

我不是昨天才煮的吗？怎么会这么快就酸了呢？

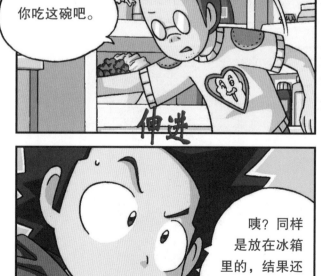

你吃这碗吧。

咦？同样是放在冰箱里的，结果还不是一样吗？

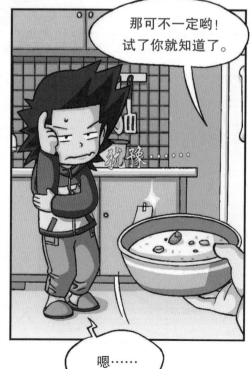

那可不一定哟！试了你就知道了。

嗯……

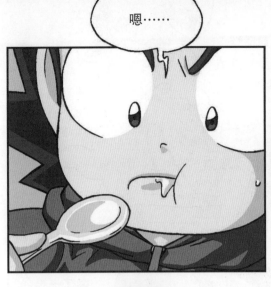

嗯……

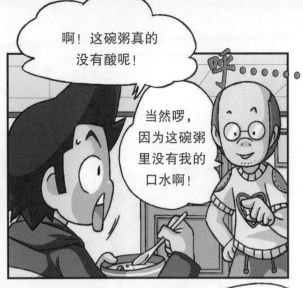

啊！这碗粥真的没有酸呢！

呼………

当然啰，因为这碗粥里没有我的口水啊！

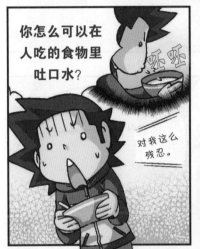

你怎么可以在人吃的食物里吐口水？

呸呸

对我这么残忍。

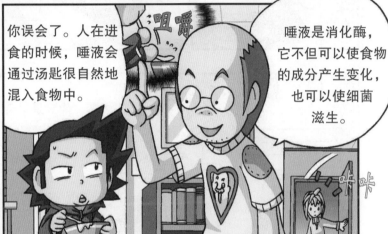

你误会了。人在进食的时候，唾液会通过汤匙很自然地混入食物中。

咀嚼

唾液是消化酶，它不但可以使食物的成分产生变化，也可以使细菌滋生。

咔咔

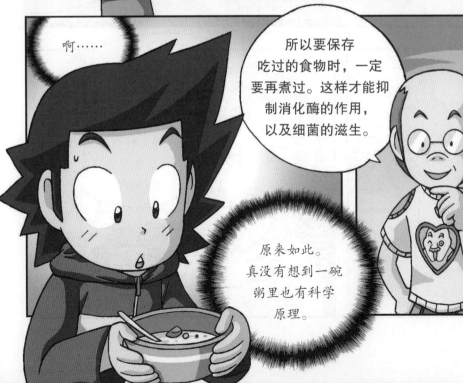

啊……

所以要保存吃过的食物时，一定要再煮过。这样才能抑制消化酶的作用，以及细菌的滋生。

言归正传，你说你今天成功完成了送报达人的任务，是吗？

……

原来如此。真没有想到一碗粥里也有科学原理。

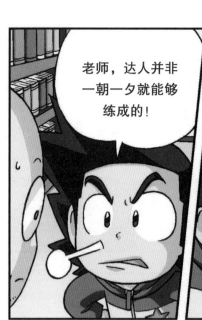

老师，达人并非一朝一夕就能够练成的！

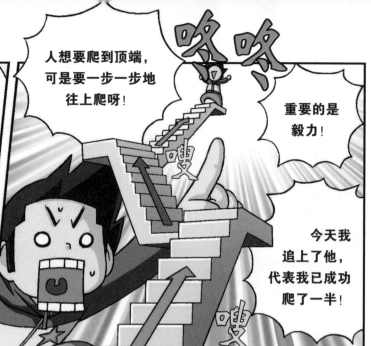

人想要爬到顶端，可是要一步一步地往上爬呀！

哆哆

嗖

嗖

重要的是毅力！

今天我追上了他，代表我已成功爬了一半！

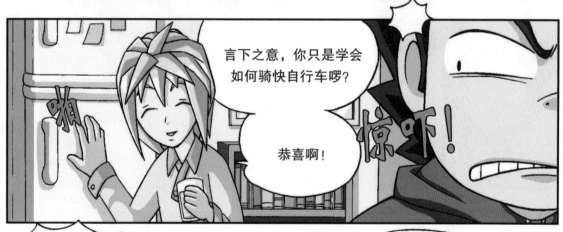

言下之意，你只是学会如何骑快自行车啰？

啪

恭喜啊！

惊吓！

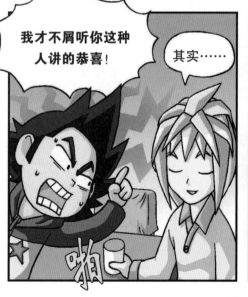

我才不屑听你这种人讲的恭喜！

其实……

啪

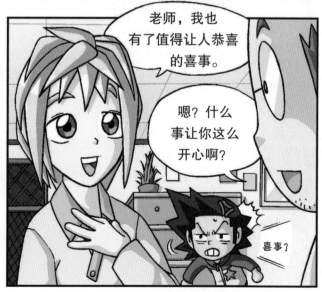

老师，我也有了值得让人恭喜的喜事。

嗯？什么事让你这么开心啊？

喜事？

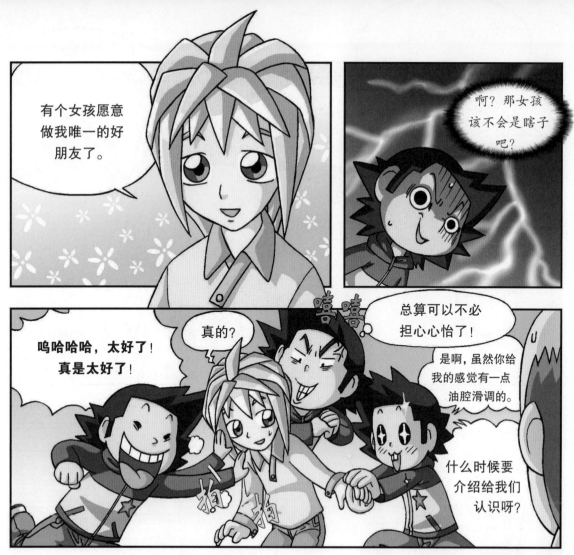

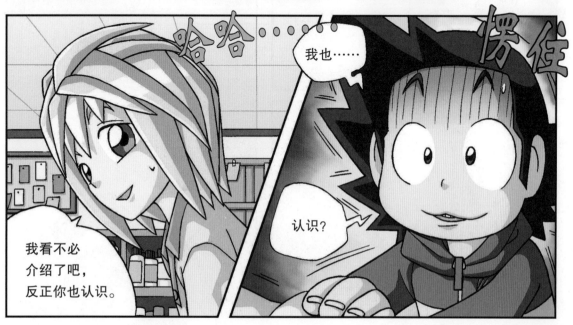

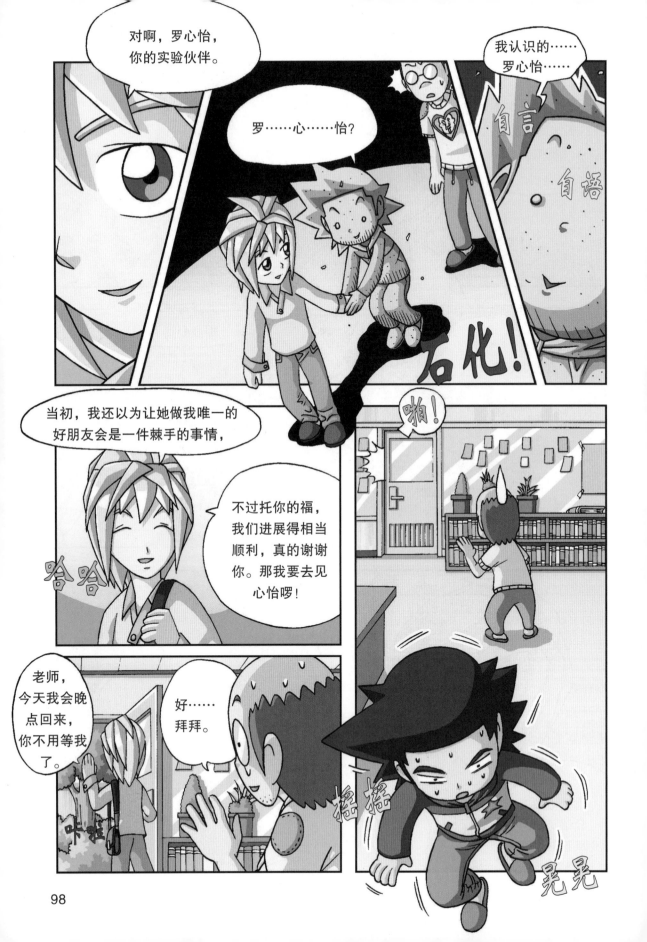

98

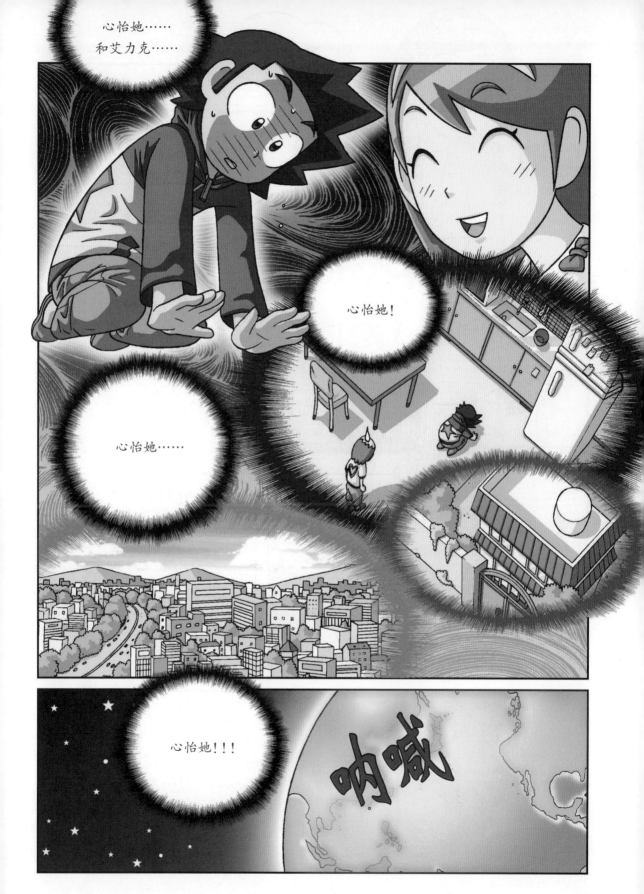

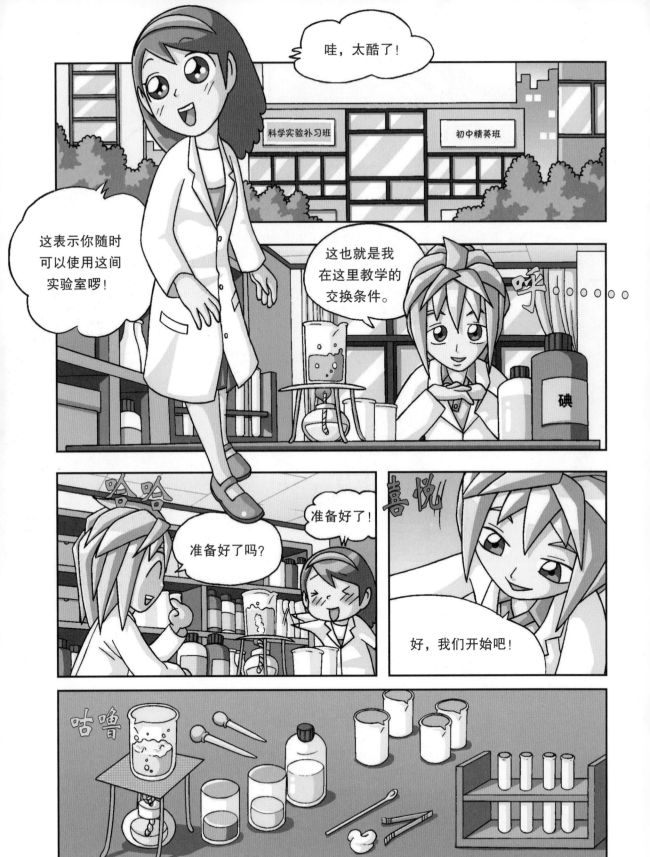

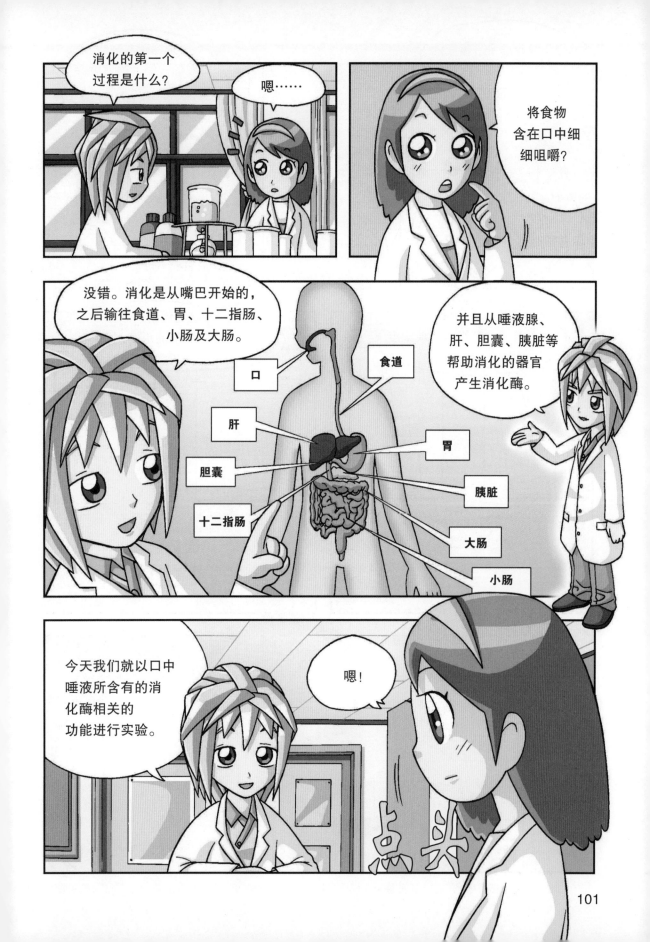

消化的第一个过程是什么？

嗯……

将食物含在口中细细咀嚼？

没错。消化是从嘴巴开始的，之后输往食道、胃、十二指肠、小肠及大肠。

并且从唾液腺、肝、胆囊、胰脏等帮助消化的器官产生消化酶。

口

食道

肝

胃

胆囊

胰脏

十二指肠

大肠

小肠

今天我们就以口中唾液所含有的消化酶相关的功能进行实验。

嗯！

101

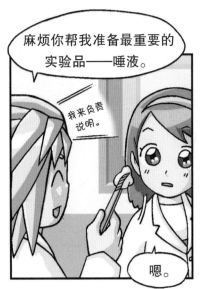

麻烦你帮我准备最重要的实验品——唾液。

我来负责说明。

嗯。

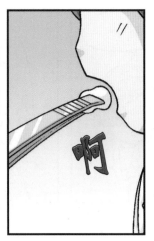

啊

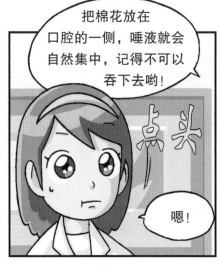

把棉花放在口腔的一侧，唾液就会自然集中，记得不可以吞下去哟！

点头

嗯！

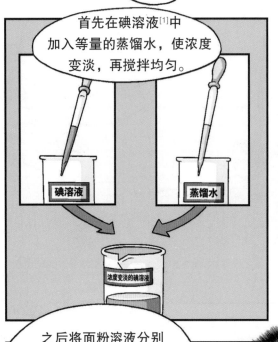

首先在碘溶液[1]中加入等量的蒸馏水，使浓度变淡，再搅拌均匀。

碘溶液　蒸馏水

浓度变淡的碘溶液

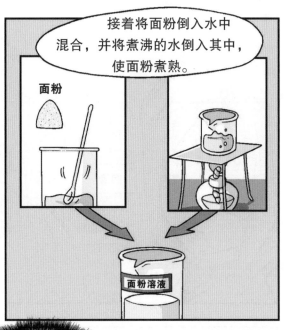

接着将面粉倒入水中混合，并将煮沸的水倒入其中，使面粉煮熟。

面粉

面粉溶液

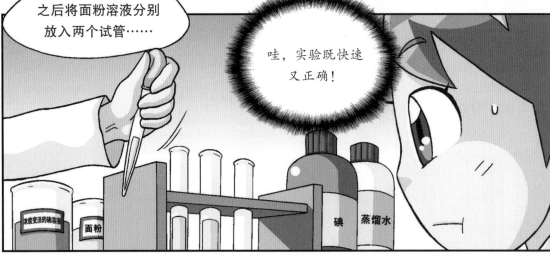

之后将面粉溶液分别放入两个试管……

哇，实验既快速又正确！

浓度变淡的碘溶液　面粉　碘　蒸馏水

注[1]：由于碘不易溶于水，因此通常将碘化钾溶于水后再加入碘，形成碘和碘化钾之混合溶液来使用。

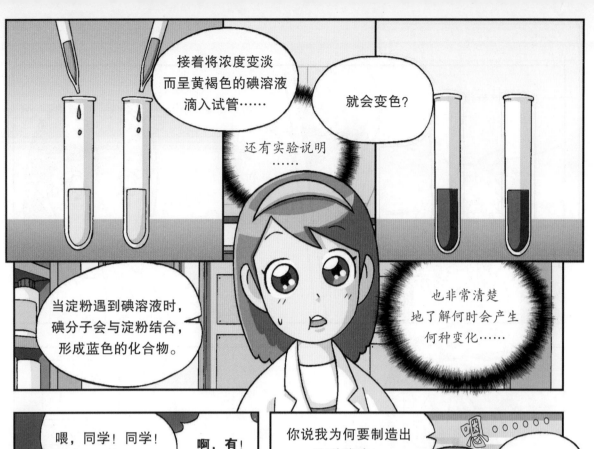

接着将浓度变淡而呈黄褐色的碘溶液滴入试管……

就会变色?

还有实验说明……

也非常清楚地了解何时会产生何种变化……

当淀粉遇到碘溶液时,碘分子会与淀粉结合,形成蓝色的化合物。

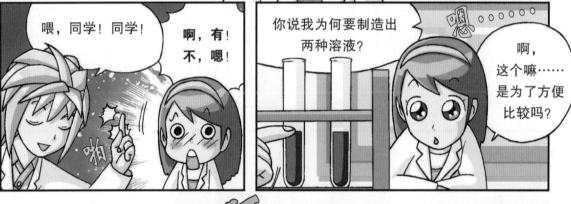

你说我为何要制造出两种溶液?

啊,这个嘛……是为了方便比较吗?

喂,同学!同学!

啊,有!不,嗯!

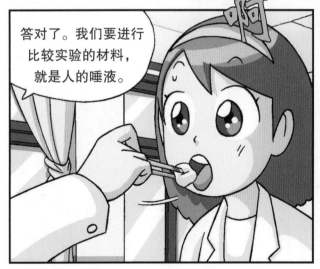

答对了。我们要进行比较实验的材料,就是人的唾液。

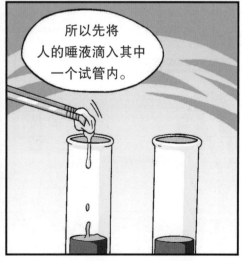

所以先将人的唾液滴入其中一个试管内。

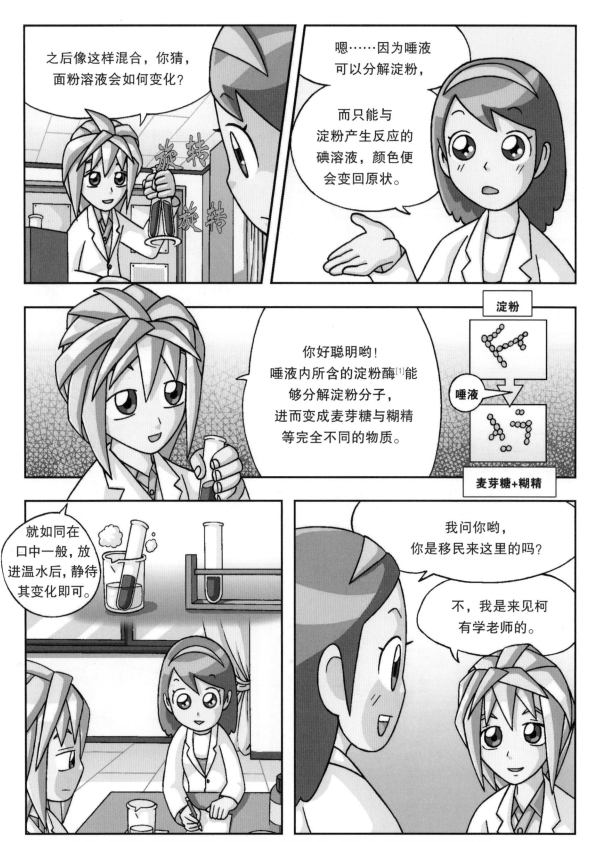

注[1]: 淀粉酶，多含于高等生物的唾液，或微生物、植物中，是分解淀粉的消化酶。

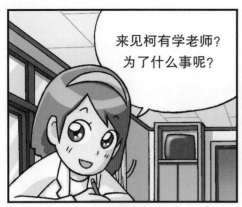

来见柯有学老师？为了什么事呢？

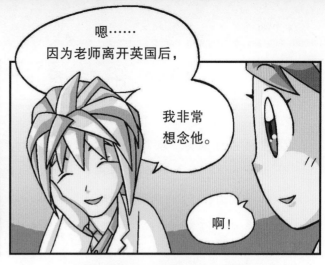

嗯……因为老师离开英国后，

我非常想念他。

啊！

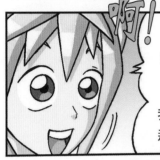

对了，下一次实验时，可以请你来老师家吗？

我想借机让纠缠我的那个女孩彻底死心。

啊，对哟！我都忘了这件事了。我会过去的。

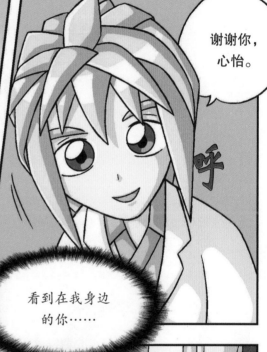

谢谢你，心怡。

看到在我身边的你……

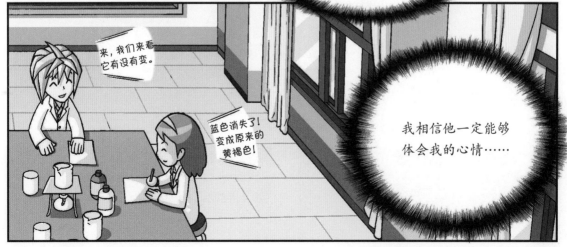

来，我们来看它有没有变。

蓝色消失了！变成原来的黄褐色！

我相信他一定能够体会我的心情……

如何正确使用温度计？

温度计是测量大气、水、溶液或地表等的温度时所使用的实验器具。温度计根据所装的液体可分成酒精温度计、水银温度计等种类。温度的单位是摄氏度（℃）。

温度计长时间暴露在阳光下可能会破损，因此应保存于阴凉处。绝大部分温度计都由玻璃制成，使用时须格外谨慎，以免破裂。

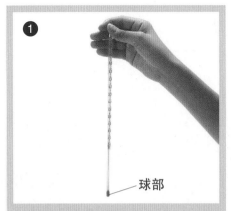

❶

球部

为避免测量温度时受到影响，手持离玻璃泡最远的一端，并确认温度计的每一个刻度代表几摄氏度（℃）。

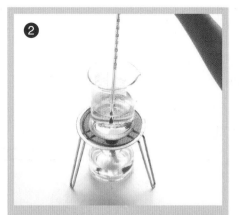

❷

测量溶液的温度时，尽可能将温度计的玻璃泡放在溶液的中心处。

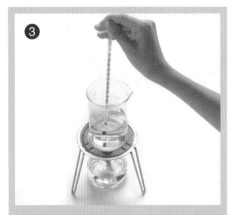

❸

静待片刻，直到读数不再发生变化为止。

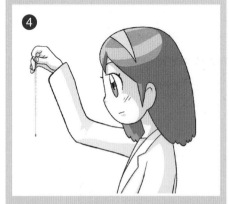

❹

读数时，直立温度计，视线与温度计顶部的水银面基本保持一致，并在离温度计约30厘米处读数。

干湿球湿度计的原理

　　干湿球湿度计是测量相对湿度的仪器。它是由两支温度计组成的，其中没有裹纱布的是干球温度计，另一支裹纱布的则是湿球温度计。测量湿度时，先将湿球温度计所裹的纱布沾湿，当水分蒸发导致热量散失时，湿球温度计的温度便会下降，再比较干球温度计与湿球温度计所测得的温度，并将两者的差对照湿度显示表，即可算出湿度的大小。温度差越大时，湿度越小。

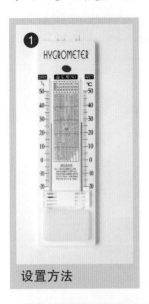

设置方法

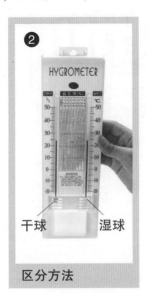

干球　　湿球

区分方法

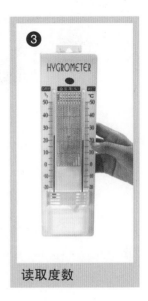

读取度数

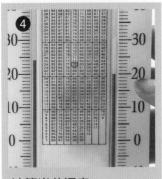

计算当前湿度：
当干球与湿球的当前温度分别为24℃与20℃时，24℃的干球与湿球的温差4℃交叉对应的数值70%，即为当前湿度。

❶ 将干湿球湿度计设置于通风良好的阴凉处。

❷ 用沾湿的纱布裹住湿球的玻璃泡。

❸ 先确认一个刻度代表几摄氏度，并正确读取干球与湿球的温度。

❹ 正确计算干球、湿球的温差，以便在湿度显示表上查出正确的湿度。

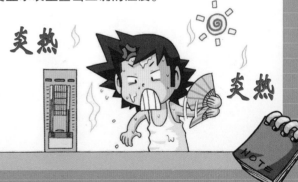

炎热　　炎热

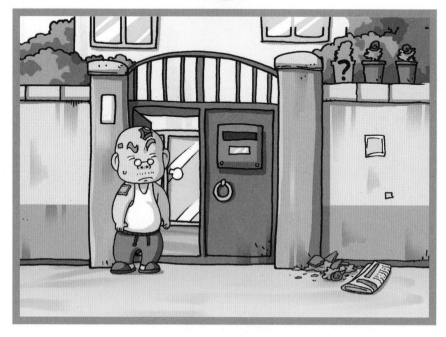

第四部

艾力克的阴谋

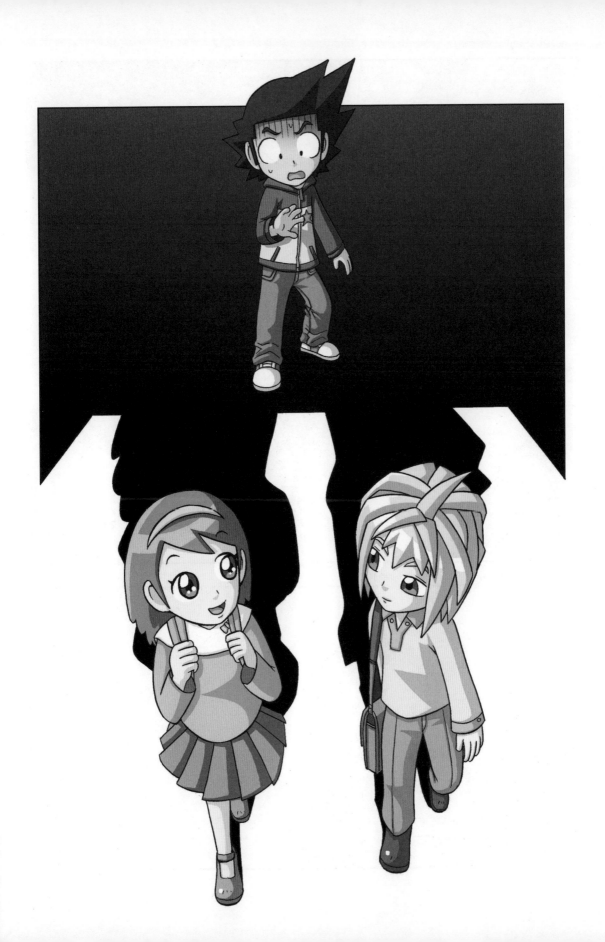

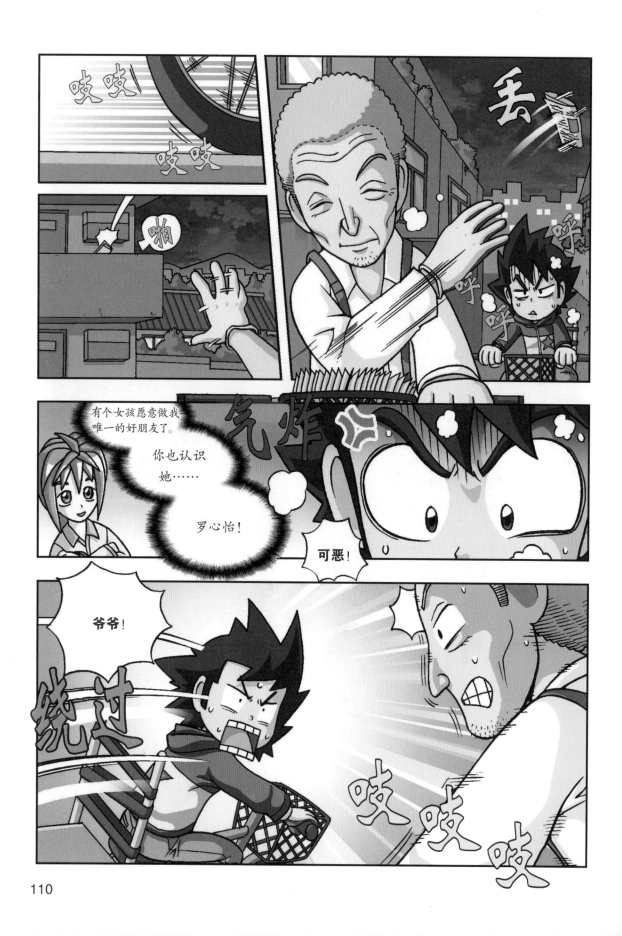

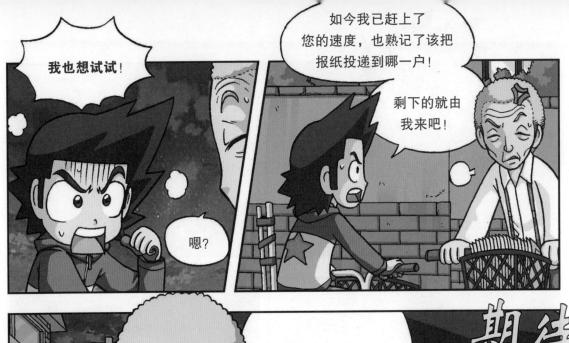

我也想试试!

嗯?

如今我已赶上了您的速度,也熟记了该把报纸投递到哪一户!

剩下的就由我来吧!

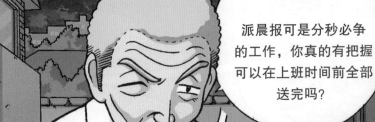

派晨报可是分秒必争的工作,你真的有把握可以在上班时间前全部送完吗?

期待

您就交给我嘛!您只要负责看着就好了!

嗯

真搞不懂你的信心是从哪里来的……

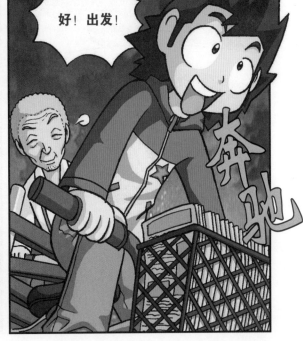

好!出发!

奔驰

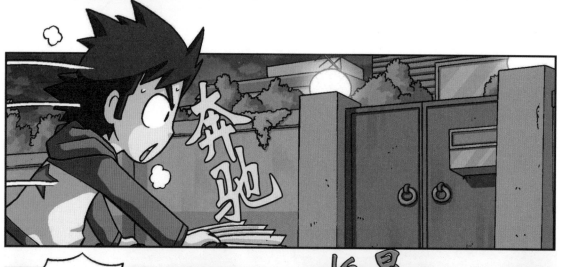

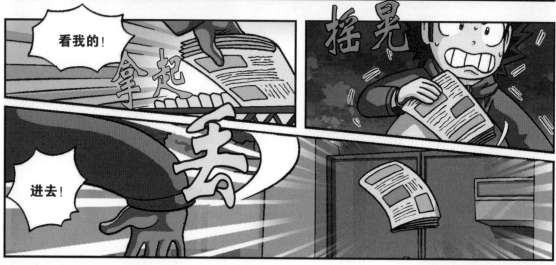

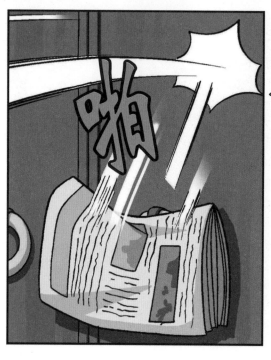

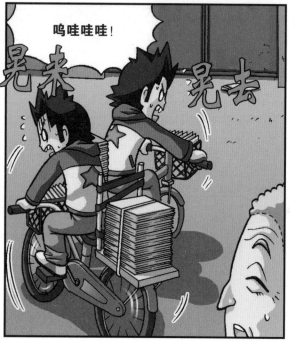

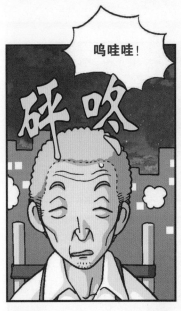

呜哇哇！

砰咚

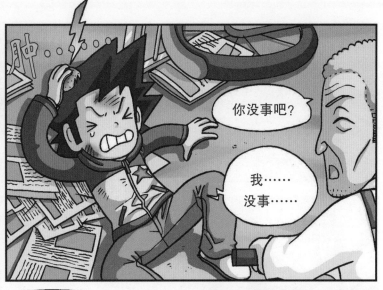

你没事吧？

我……没事……

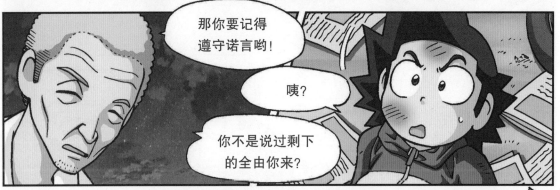

那你要记得遵守诺言哟！

咦？

你不是说过剩下的全由你来？

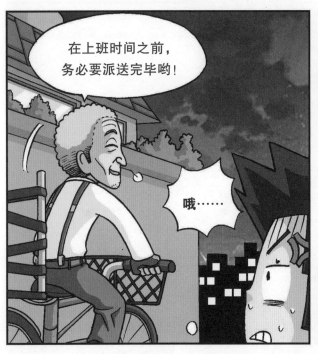

在上班时间之前，务必要派送完毕哟！

哦……

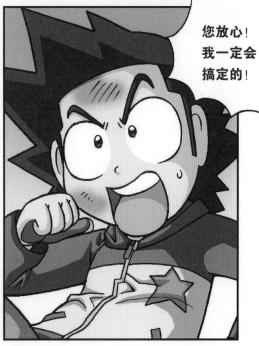

您放心！我一定会搞定的！

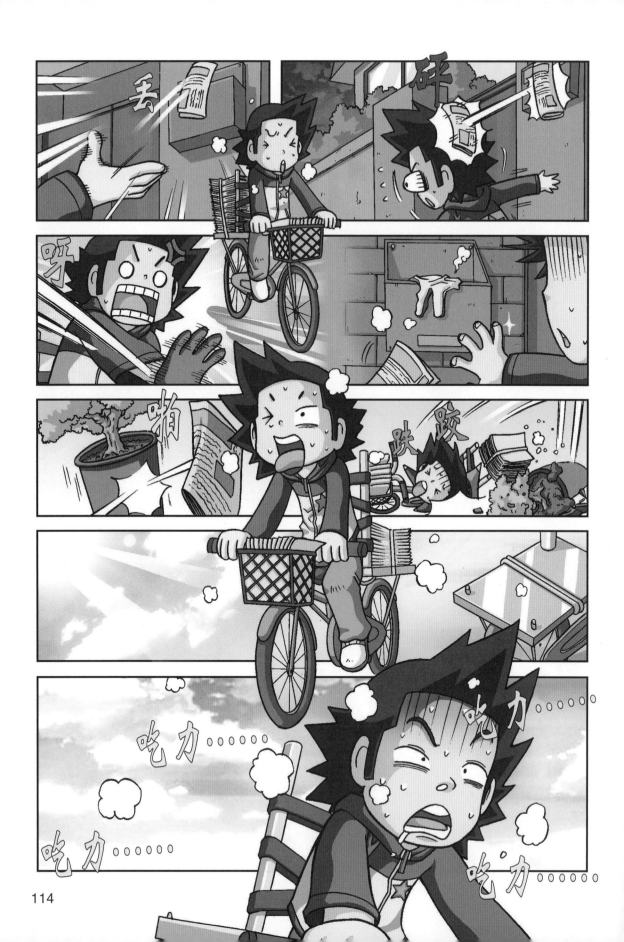

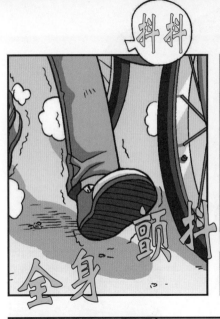

抖抖

全身颤抖

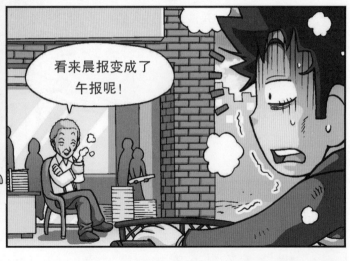

看来晨报变成了午报呢！

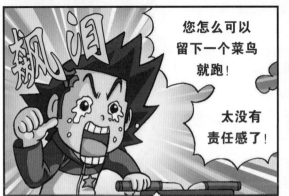

飘洒

您怎么可以留下一个菜鸟就跑！

太没有责任感了！

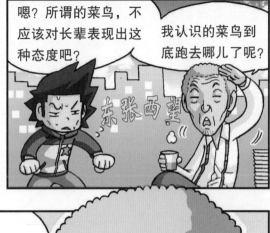

嗯？所谓的菜鸟，不应该对长辈表现出这种态度吧？

我认识的菜鸟到底跑去哪儿了呢？

东张西望

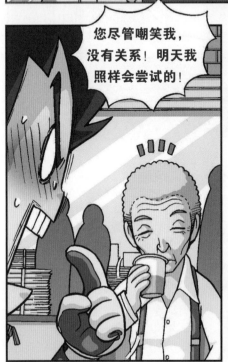

您尽管嘲笑我，没有关系！明天我照样会尝试的！

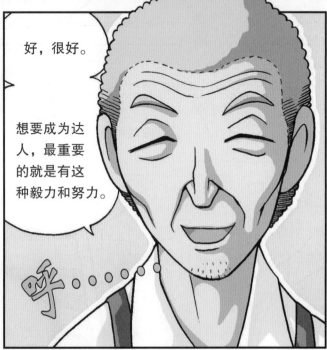

好，很好。

想要成为达人，最重要的就是有这种毅力和努力。

呼......

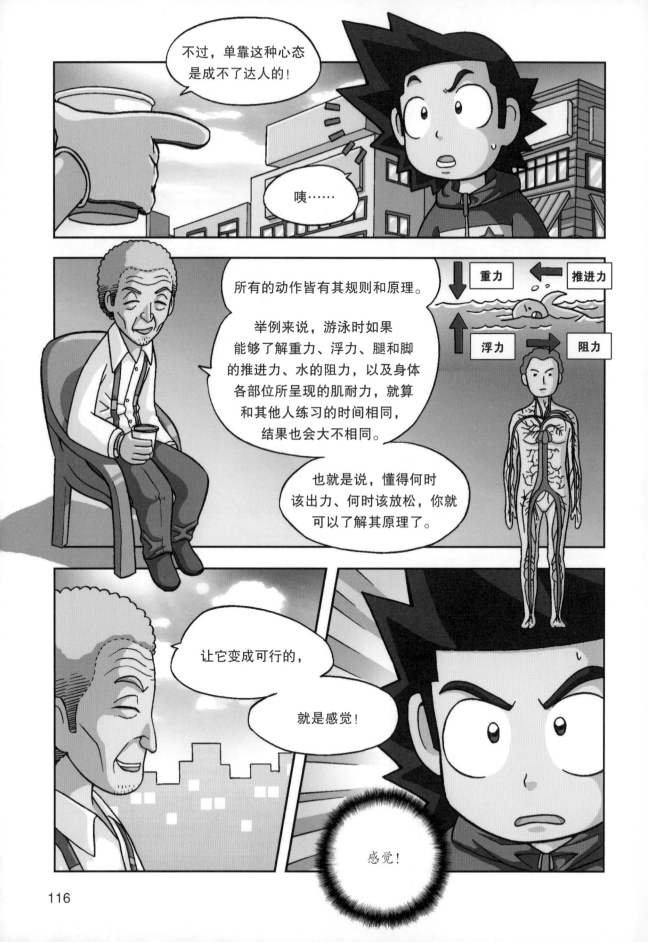

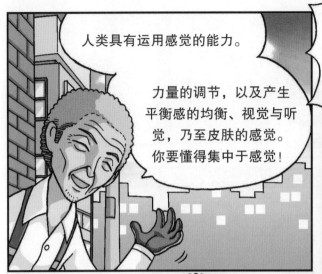

人类具有运用感觉的能力。

力量的调节，以及产生平衡感的均衡、视觉与听觉，乃至皮肤的感觉。你要懂得集中于感觉！

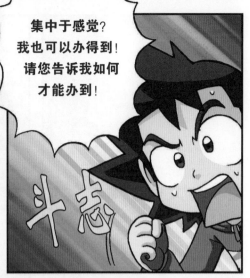

集中于感觉？我也可以办得到！请您告诉我如何才能办到！

斗志

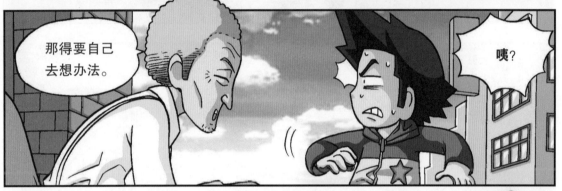

那得要自己去想办法。

咦？

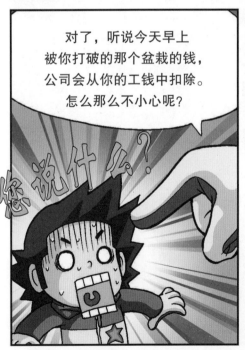

对了，听说今天早上被你打破的那个盆栽的钱，公司会从你的工钱中扣除。怎么那么不小心呢？

您说什么？

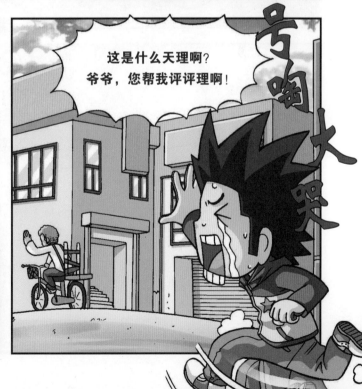

这是什么天理啊？爷爷，您帮我评评理啊！

号啕大哭

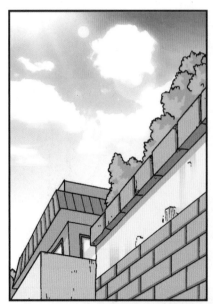

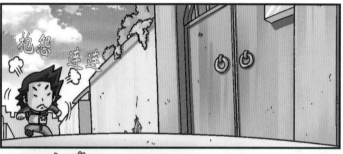

集中于感觉……

竟然用这种模棱两可的话来打发我！我想他一定是想隐瞒……

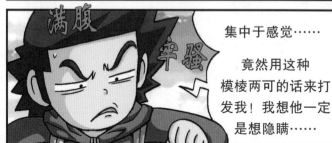

真正的秘诀……

这是常识好不好！

天啊，真的？

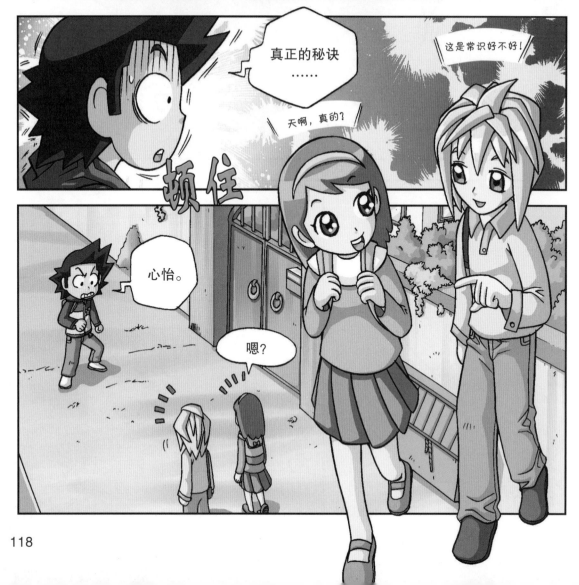

心怡。

嗯?

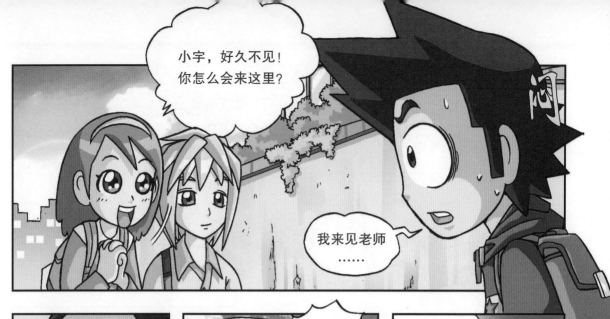

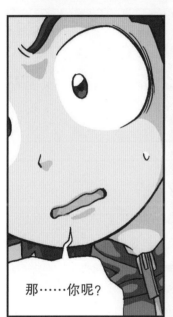

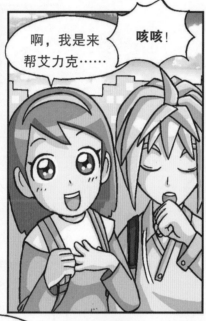

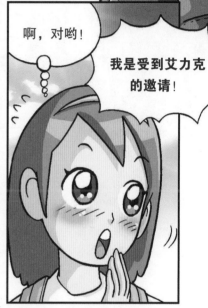

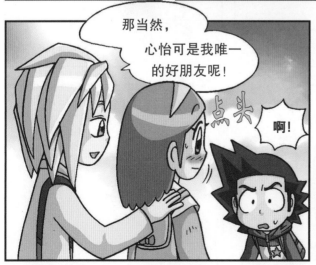

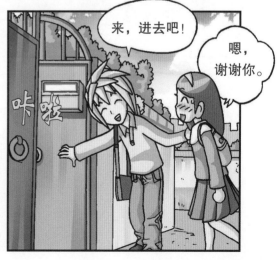

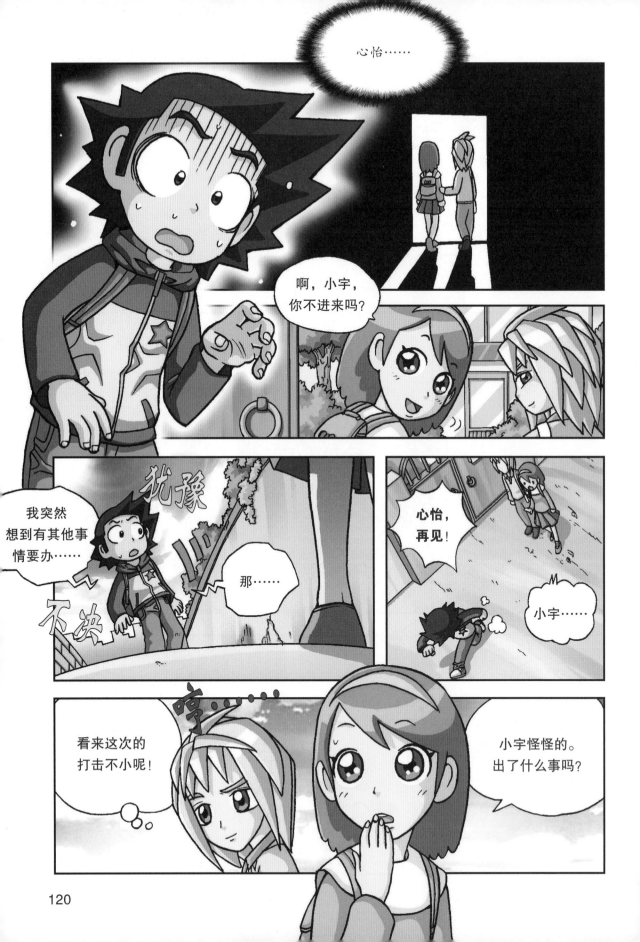

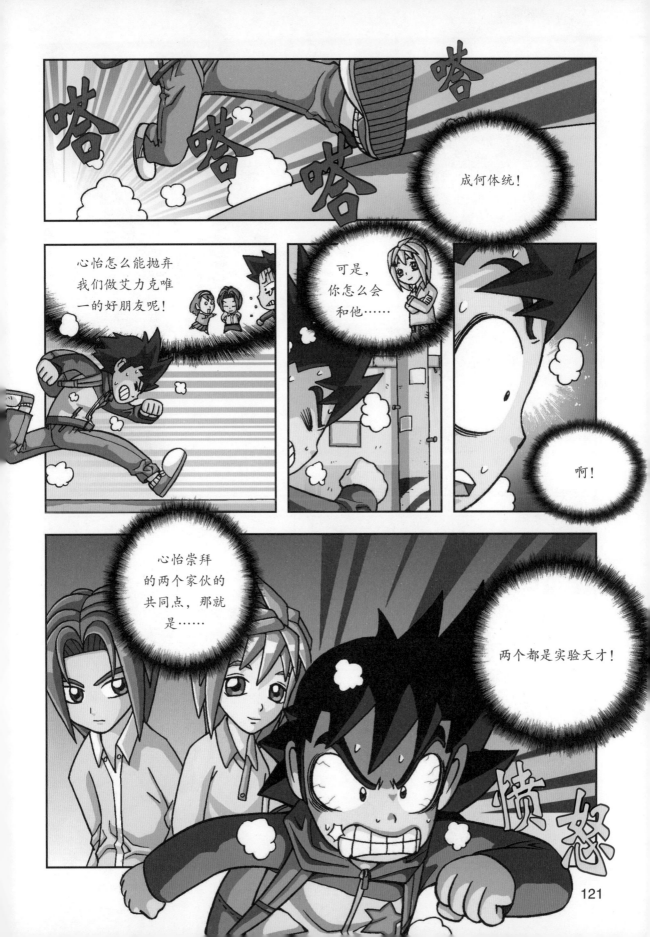

121

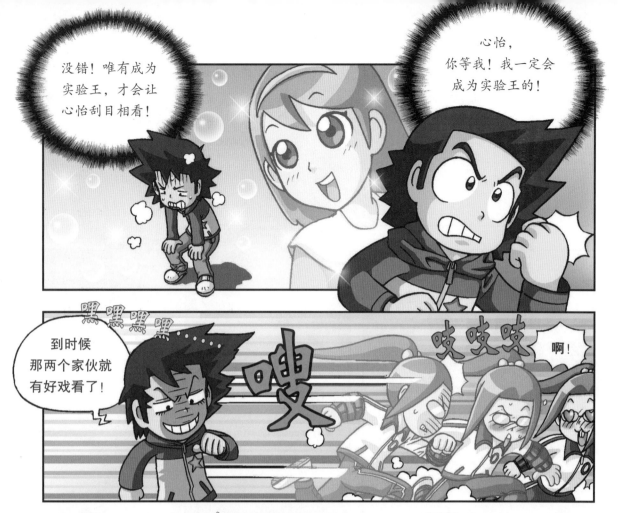

没错！唯有成为实验王，才会让心怡刮目相看！

心怡，你等我！我一定会成为实验王的！

到时候那两个家伙就有好戏看了！

嘿嘿嘿嘿

嗖

咴咴咴

啊！

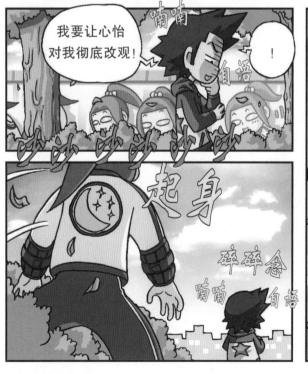

我要让心怡对我彻底改观！

喃喃

！

起身

碎碎念 喃喃 自语

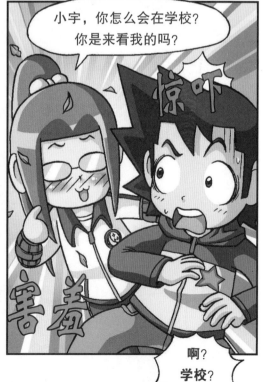

小宇，你怎么会在学校？你是来看我的吗？

惊吓

害羞

啊？

学校？

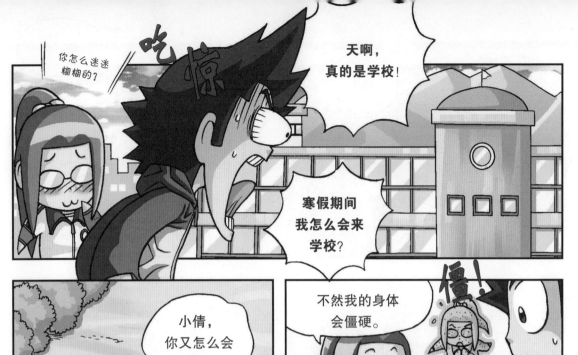

你怎么迷迷糊糊的？

吃惊

天啊，真的是学校！

寒假期间我怎么会来学校？

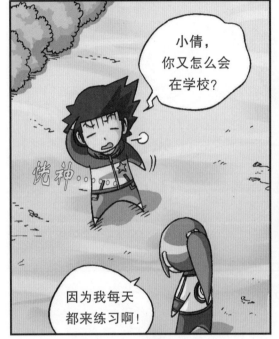

小倩，你又怎么会在学校？

恍神……

因为我每天都来练习啊！

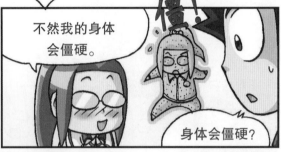

不然我的身体会僵硬。

僵！

身体会僵硬？

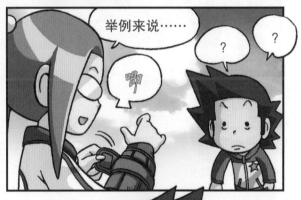

举例来说……

唧

？ ？

你用一只手举举看。

一只手？

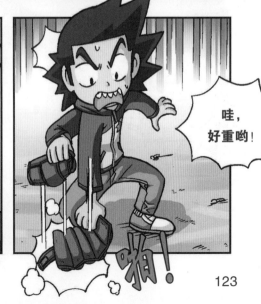

哇，好重哟！

唧！

123

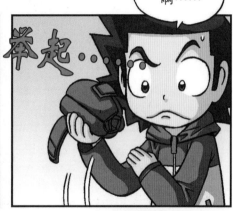

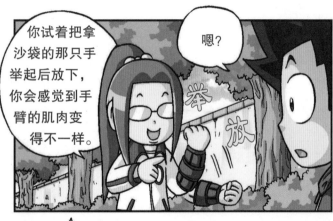

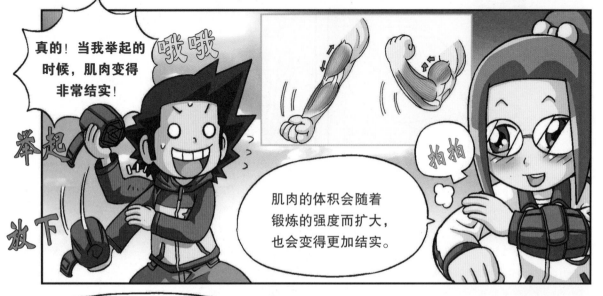

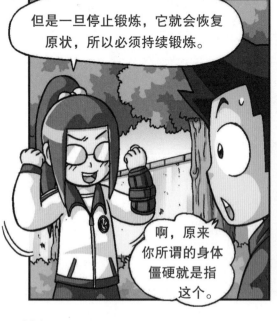

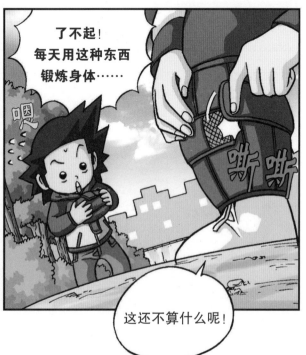

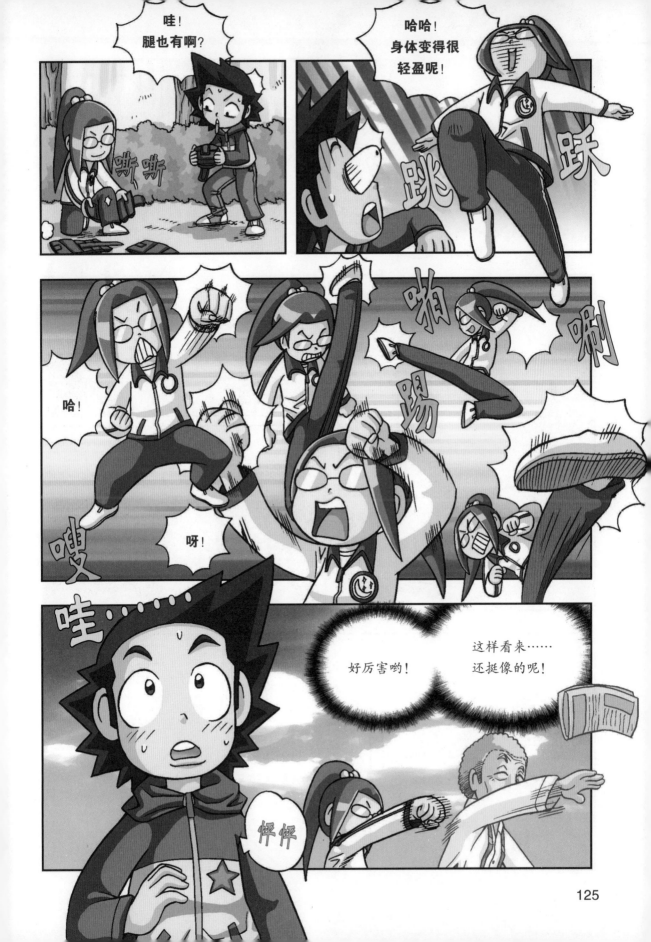

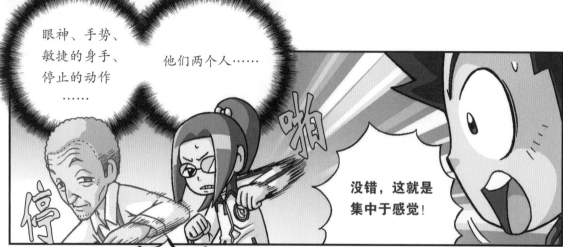

眼神、手势、敏捷的身手、停止的动作……

他们两个人……

没错，这就是集中于感觉！

感觉？

紧张！

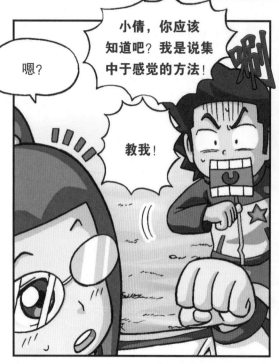

嗯？

小倩，你应该知道吧？我是说集中于感觉的方法！

教我！

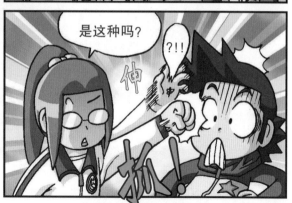

是这种吗？

?!!

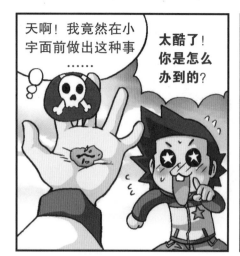

天啊！我竟然在小宇面前做出这种事……

太酷了！你是怎么办到的？

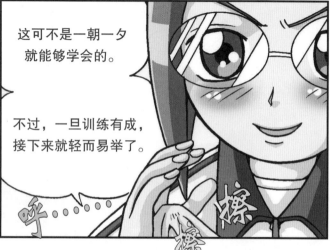

这可不是一朝一夕就能够学会的。

不过，一旦训练有成，接下来就轻而易举了。

呼……

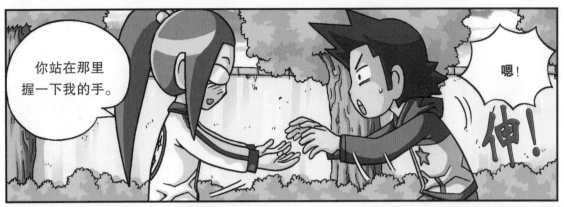

你站在那里握一下我的手。

嗯！

伸！

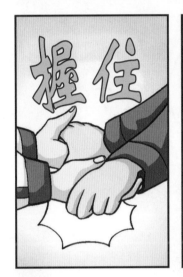

握住

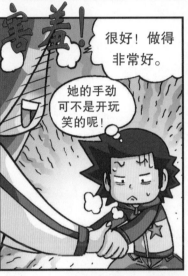

害羞！

很好！做得非常好。

她的手劲可不是开玩笑的呢！

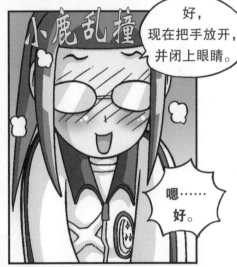

小鹿乱撞

好，现在把手放开，并闭上眼睛。

嗯……好。

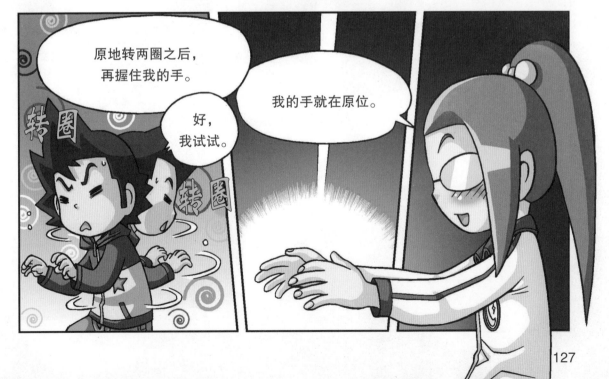

原地转两圈之后，再握住我的手。

好，我试试。

转圈

转圈

我的手就在原位。

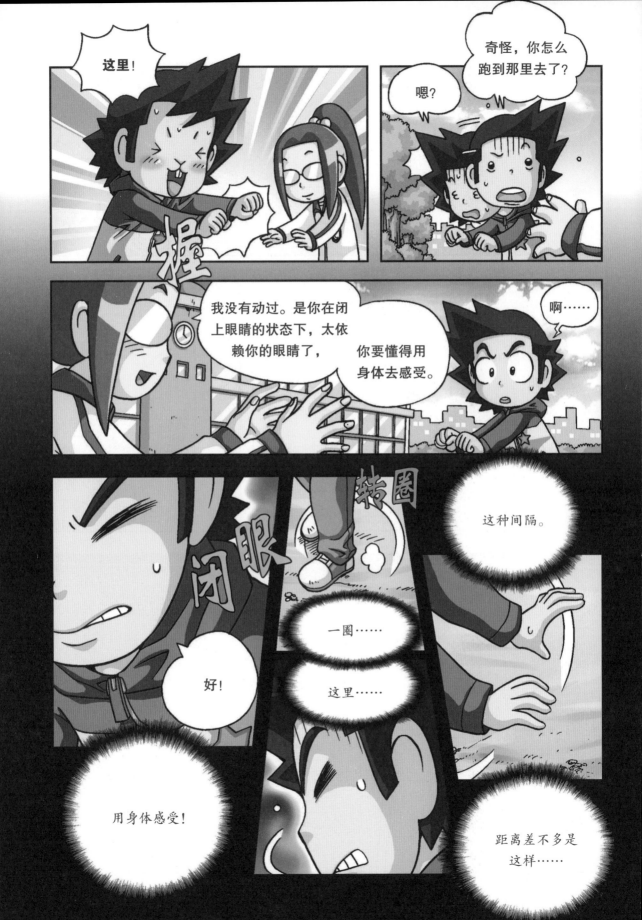

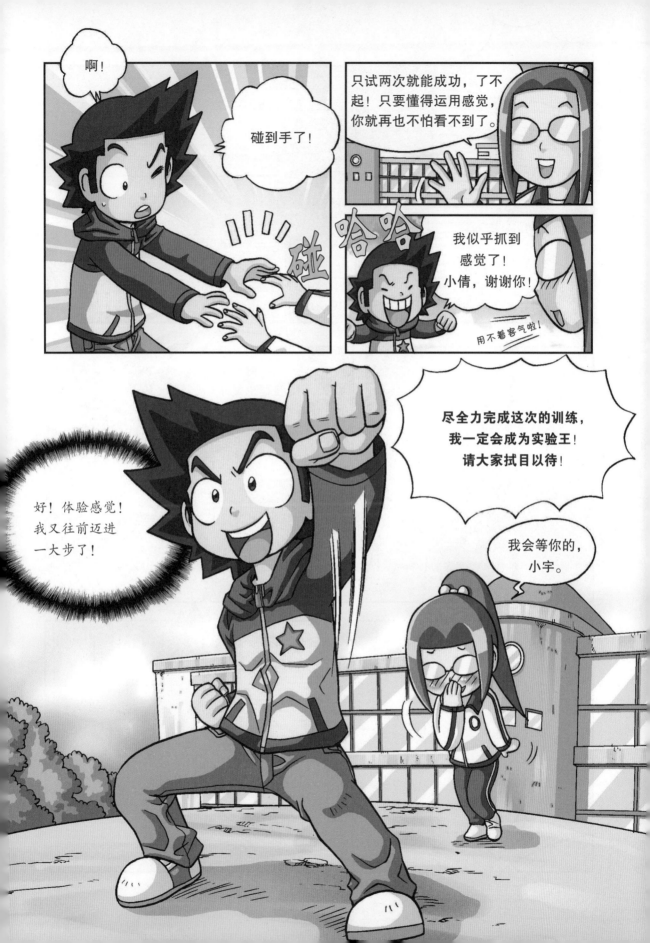

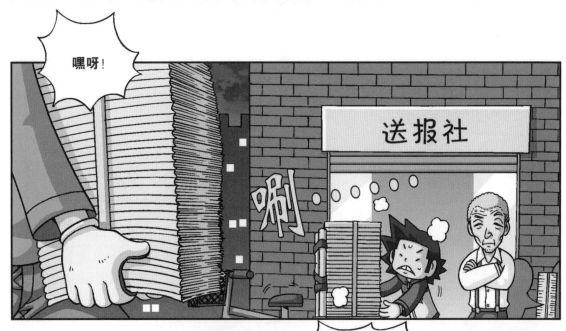

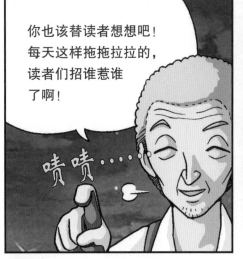

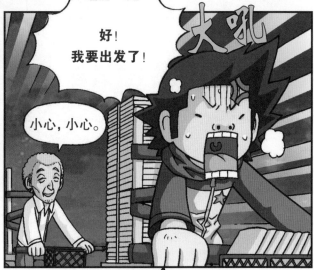

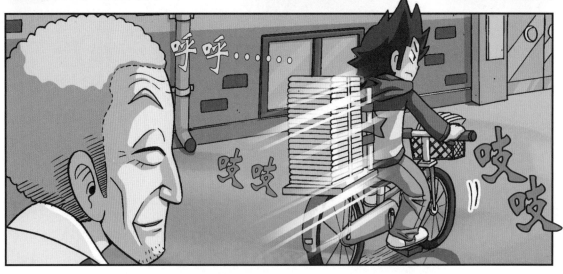

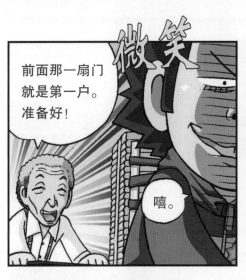

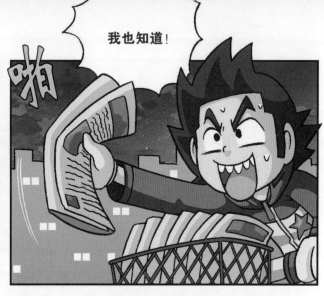

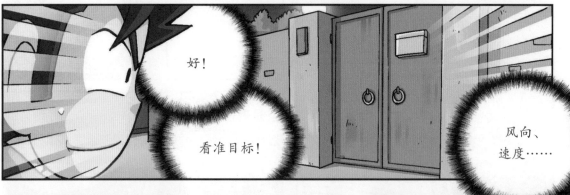

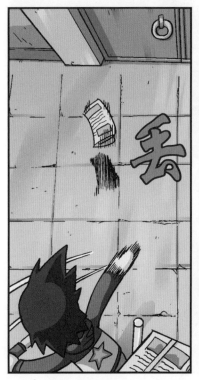

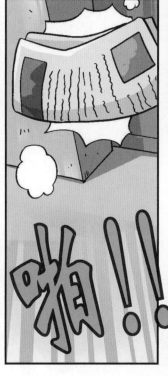

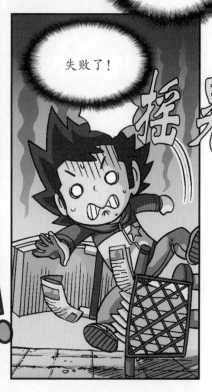

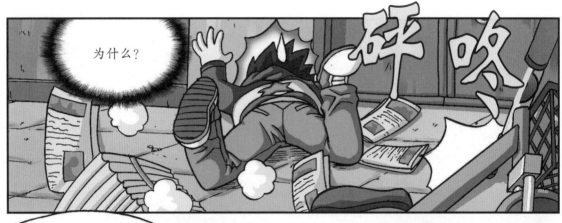

为什么？

砰咚

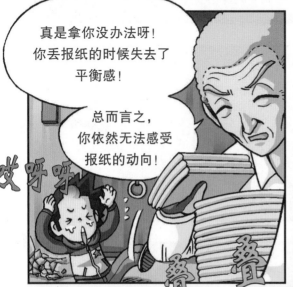

真是拿你没办法呀！
你丢报纸的时候失去了
平衡感！

总而言之，
你依然无法感受
报纸的动向！

艾呀呀

叠

叠

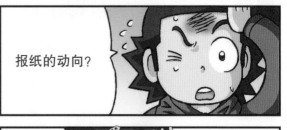

报纸的动向？

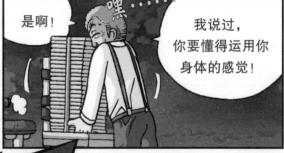

是啊！

嘿……

我说过，
你要懂得运用你
身体的感觉！

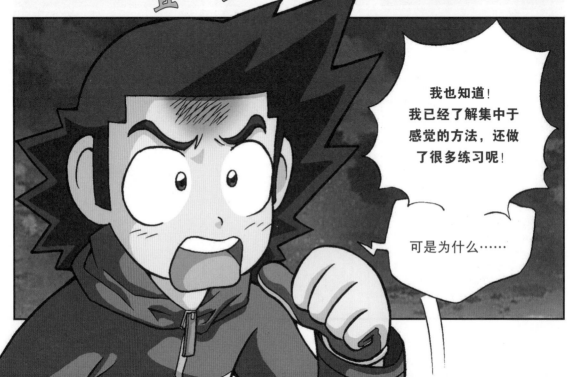

我也知道！
我已经了解集中于
感觉的方法，还做
了很多练习呢！

可是为什么……

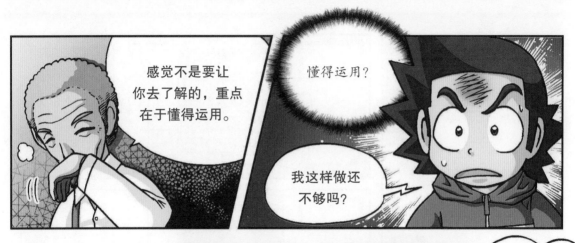

感觉不是要让你去了解的，重点在于懂得运用。

懂得运用？

我这样做还不够吗？

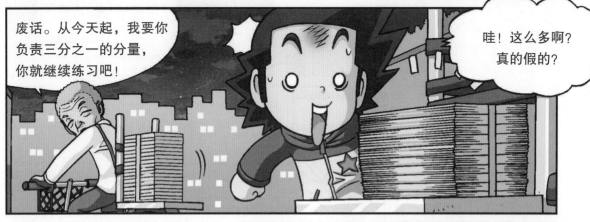

废话。从今天起，我要你负责三分之一的分量，你就继续练习吧！

哇！这么多啊？真的假的？

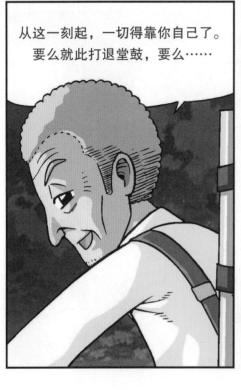

从这一刻起，一切得靠你自己了。要么就此打退堂鼓，要么……

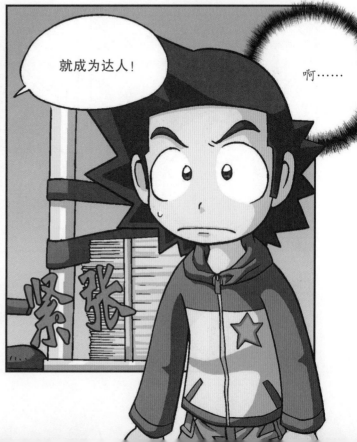

就成为达人！

啊……

紧张

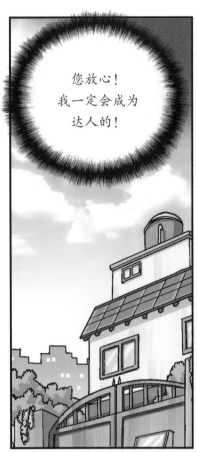

您放心！
我一定会成为
达人的！

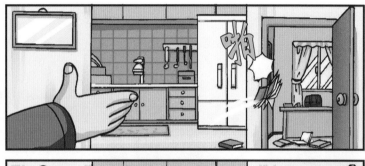

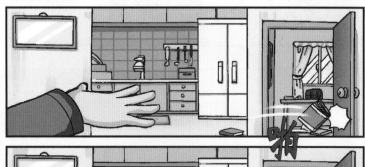

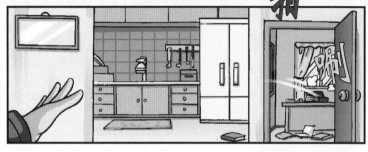

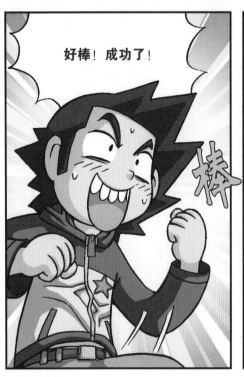

好棒！成功了！

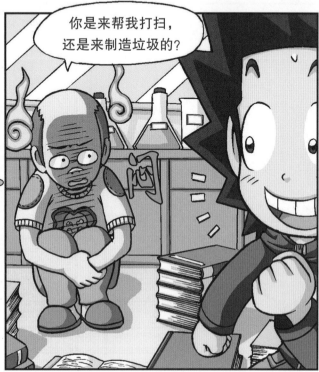

你是来帮我打扫，
还是来制造垃圾的？

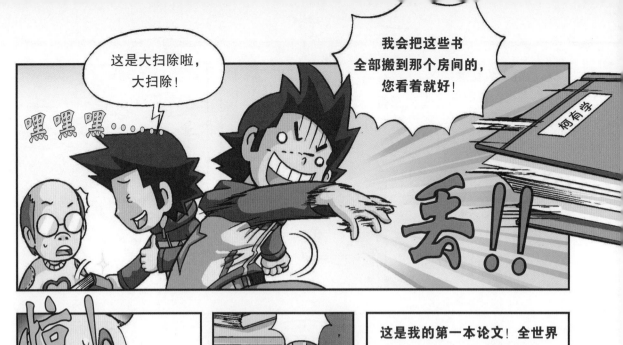

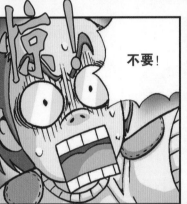

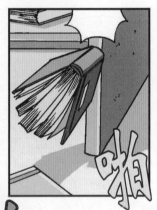

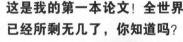

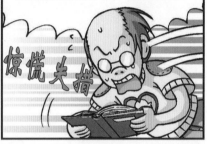

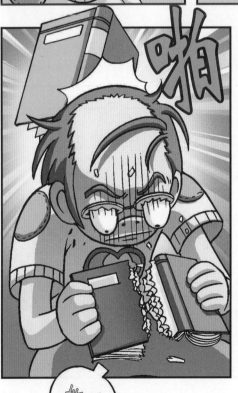

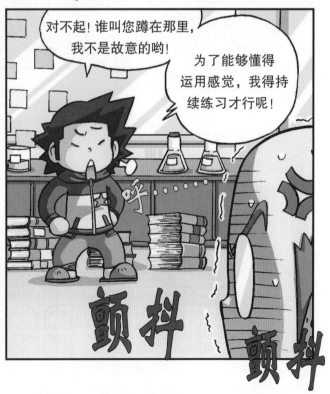

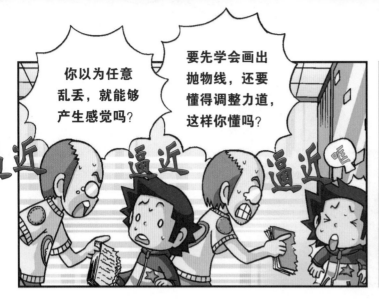

你以为任意乱丢，就能够产生感觉吗？

要先学会画出抛物线，还要懂得调整力道，这样你懂吗？

逼近 逼近 逼近

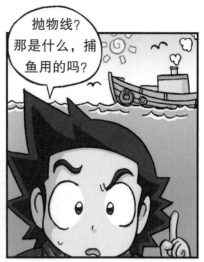

抛物线？那是什么，捕鱼用的吗？

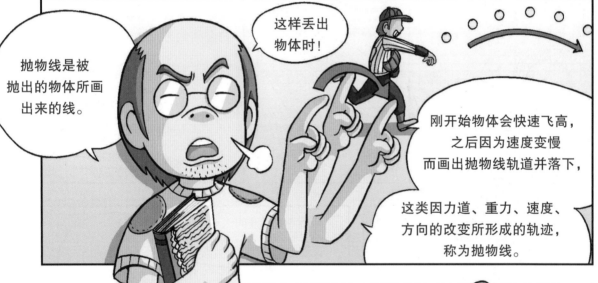

抛物线是被抛出的物体所画出来的线。

这样丢出物体时！

刚开始物体会快速飞高，之后因为速度变慢而画出抛物线轨道并落下，

这类因力道、重力、速度、方向的改变所形成的轨迹，称为抛物线。

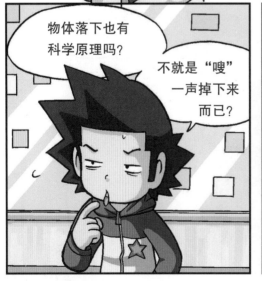

物体落下也有科学原理吗？

不就是"嗖"一声掉下来而已？

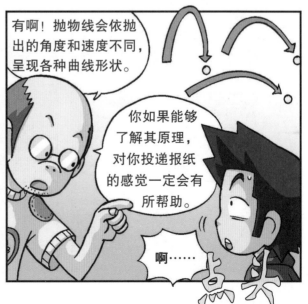

有啊！抛物线会依抛出的角度和速度不同，呈现各种曲线形状。

你如果能够了解其原理，对你投递报纸的感觉一定会有所帮助。

啊……

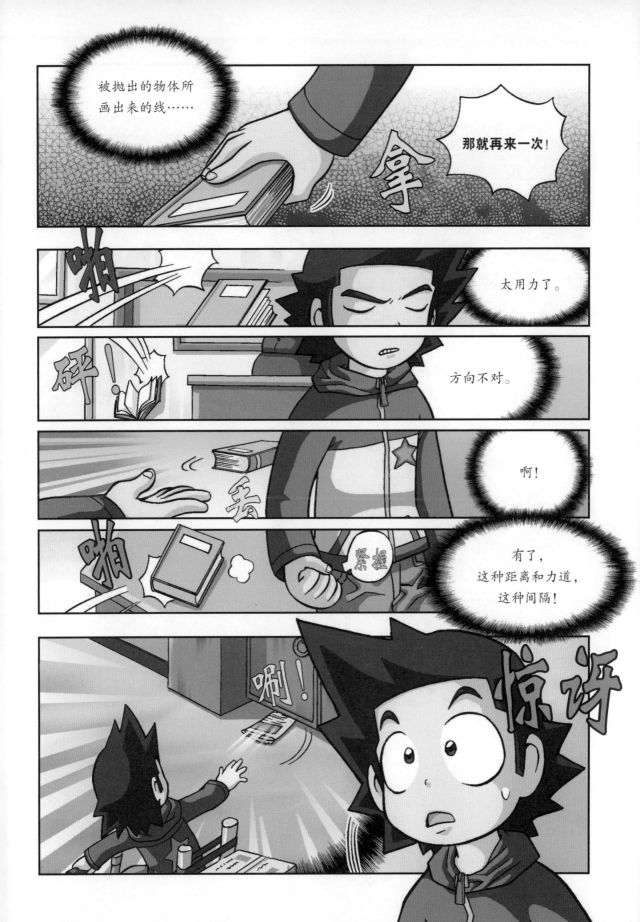

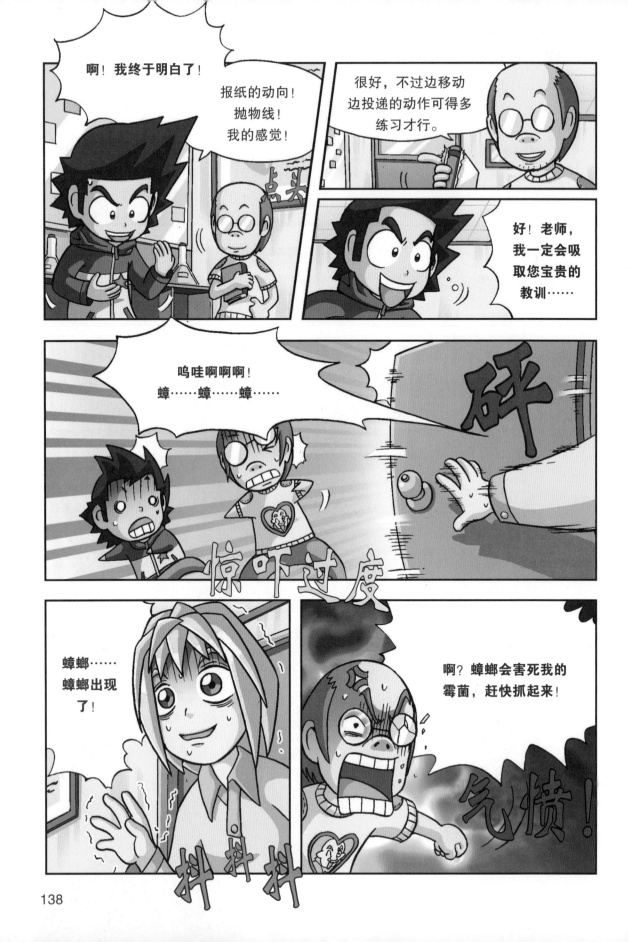

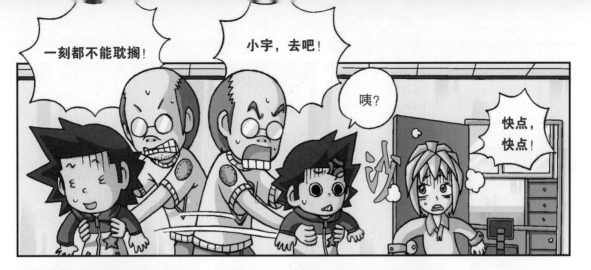

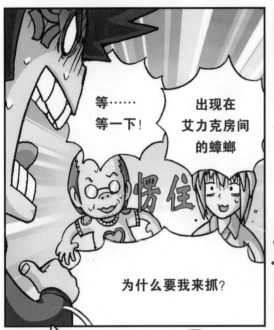

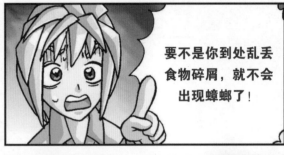

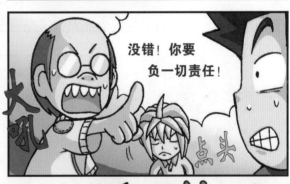

139

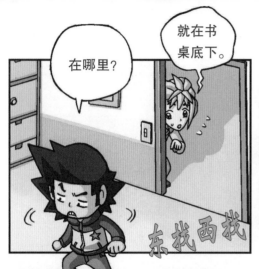

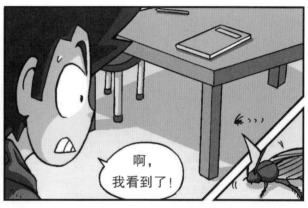

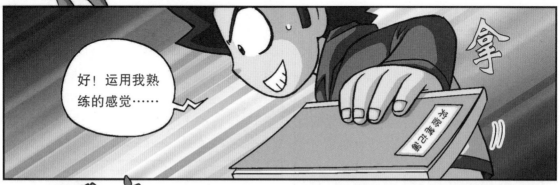

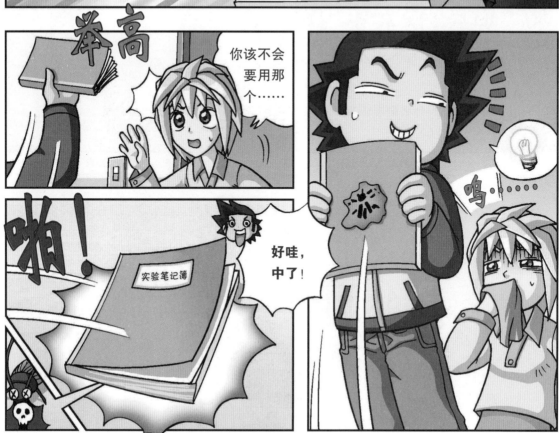

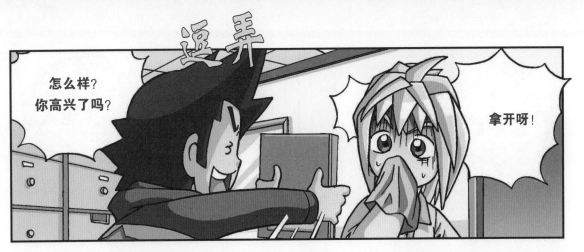

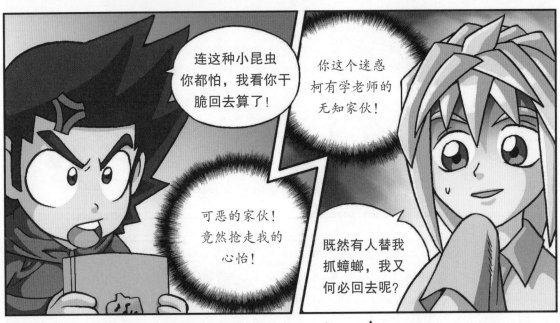

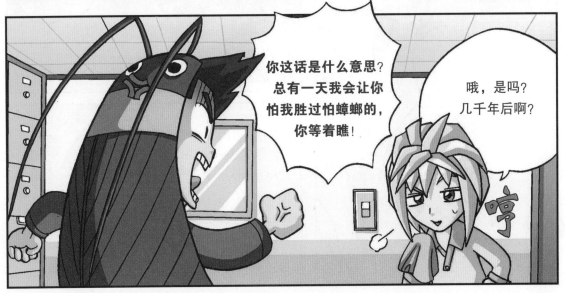

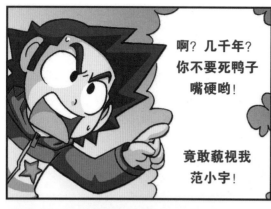

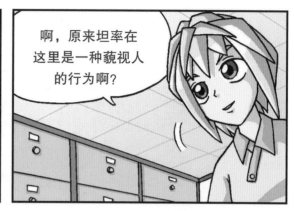

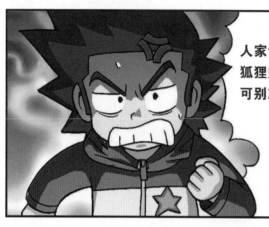

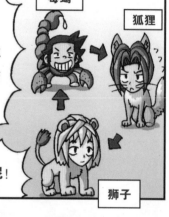

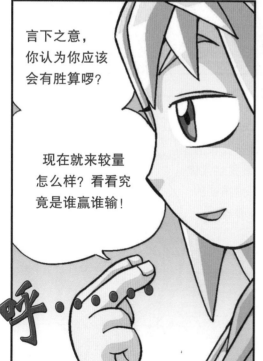

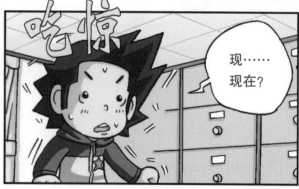

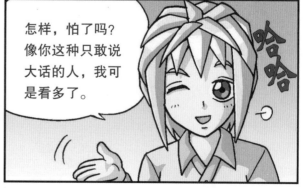

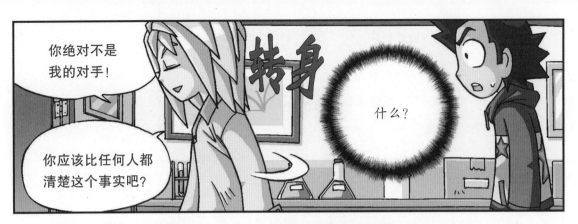

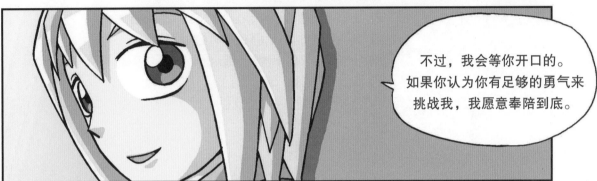

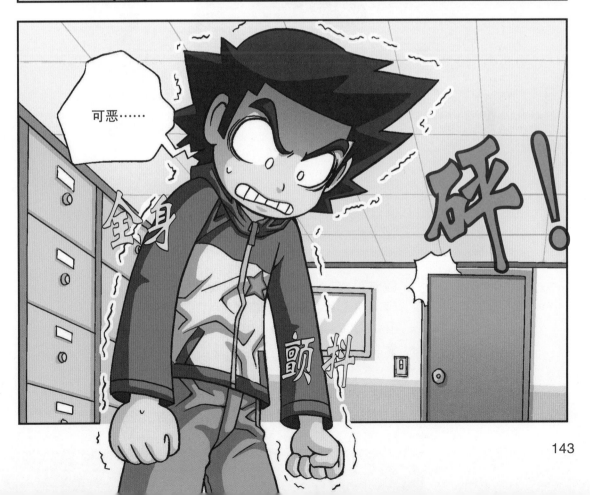

检测食物所含的营养素

	实验报告
实验主题	通过营养素的检测反应，了解食物中所含营养素的种类。
准备物品	❶ 苏丹Ⅲ染液　❷ 酒精灯　❸ 石棉网 ❹ 三脚架　❺ 硫酸铜水溶液　❻ 本尼迪克特试剂[1] ❼ 碘–碘化钾溶液　❽ 试管　❾ 试管架 ❿ 10%氢氧化钠水溶液　⓫ 橙汁　⓬ 色拉油 ⓭ 滴管　⓮ 混合马铃薯泥的水　⓯ 蛋白 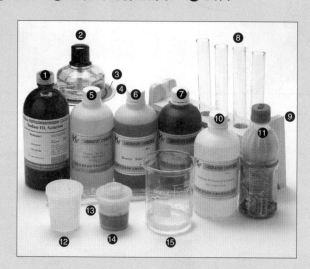
实验预期	利用检测营养素的试剂对食物进行实验，试剂颜色将会随着各营养素而改变。
注意事项	❶ 试管加热时，请勿将管口对着人。 ❷ 请勿让检测试剂接触皮肤。 ❸ 实验中请留意，勿让残留在滴管内的溶液与其他溶液混合。

注[1]：本尼迪克特试剂，简称"本氏试剂"，基于蓝色的碱性硫酸铜可被还原为红色的氧化铜的原理检查还原糖(如葡萄糖)的试剂，只对葡萄糖、果糖、半乳糖等单糖起颜色反应。

实验步骤

❶ 将蛋白以5倍剂量的蒸馏水加以稀释，并分别倒入标示A、B、C、D的4个试管内。

❷ 在试管A内滴入碘−碘化钾溶液5滴。

❸ 在试管B内滴入本尼迪克特溶液5滴。

❹ 在试管C内滴入10％氢氧化钠水溶液与1％硫酸铜水溶液各1毫升。

❺ 在试管D内滴入苏丹Ⅲ染液1毫升。

❻ 同上述方法，对混合马铃薯泥的水、橙汁、色拉油进行实验，观察其颜色变化。

❼ 将所观察的颜色变化记录在表格中。

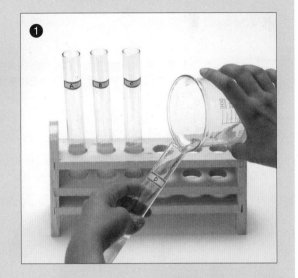

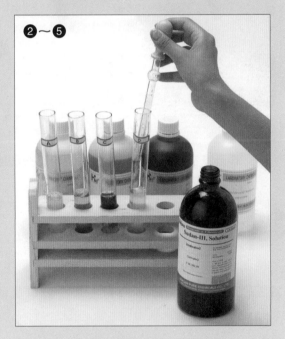

实验结果

实验对象	碘−碘化钾溶液	本尼迪克特试剂	10%氢氧化钠水溶液+1%硫酸铜水溶液	苏丹Ⅲ染液	验出营养素
❶ 蛋白	无变化	无变化	紫色	无变化	蛋白质
❷ 混合马铃薯泥的水	蓝紫色	无变化	无变化	无变化	淀粉
❸ 橙汁	无变化	橙色	无变化	无变化	葡萄糖
❹ 豆油	无变化	无变化	无变化	鲜红色	脂肪

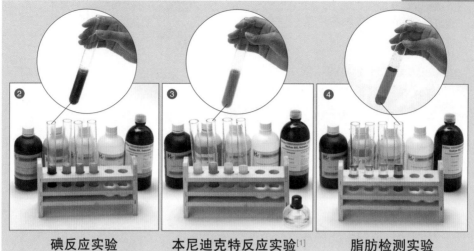

❷ 碘反应实验　　❸ 本尼迪克特反应实验[1]　　❹ 脂肪检测实验

这是什么原理呢？

　　检测营养素的原理在于试剂随着各类营养素特性不同，颜色发生变化。

1. **双缩脲反应**　为蛋白质检测实验，蛋白质的肽键与碱性溶液的铜离子结合，呈现紫色。

2. **碘反应**　为多糖（淀粉）检测实验，碘−碘化钾混合溶液渗入淀粉分子之间，呈现蓝紫色。

3. **本尼迪克特反应**　为单糖（葡萄糖）检测实验，滴入本尼迪克特试剂并加热时，葡萄糖对本尼迪克特试剂中的铜离子造成影响，呈现橙色。

4. **脂肪反应**　苏丹Ⅲ染液将脂肪的分子染成鲜红色。

注[1]：**本尼迪克特反应须经过加热过程才能呈现颜色变化。**

博士的实验室2

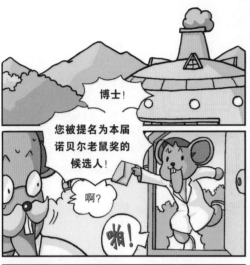

博士！

您被提名为本届诺贝尔老鼠奖的候选人！

啊？

啪！

没事吧？

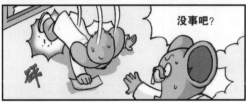

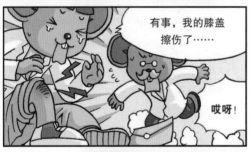

有事，我的膝盖擦伤了……

哎呀！

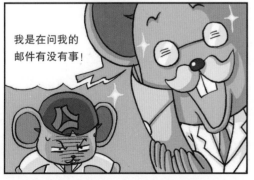

我是在问我的邮件有没有事！

擦伤时，先用生理盐水或自来水将附着在伤口周围的泥土和异物冲洗干净。

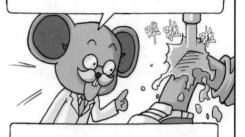

哗啦啦

之后，以干净的纱布或棉布等轻轻压住伤口进行止血。一般的擦伤属于毛细血管或静脉受伤的情况，比较容易止血。

哎呀

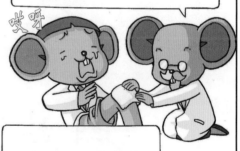

倘若无法止血，而且会随着心脏的跳动持续流出鲜红色血液时，就表示很有可能伤到动脉，应该尽快就医。

止血后应进行消毒，以防细菌感染。

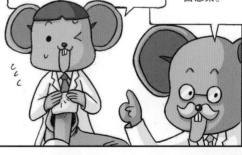

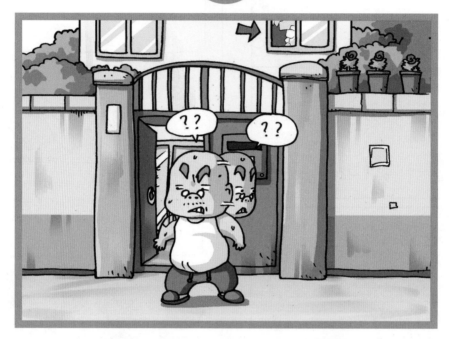

第五部

熟悉的感觉

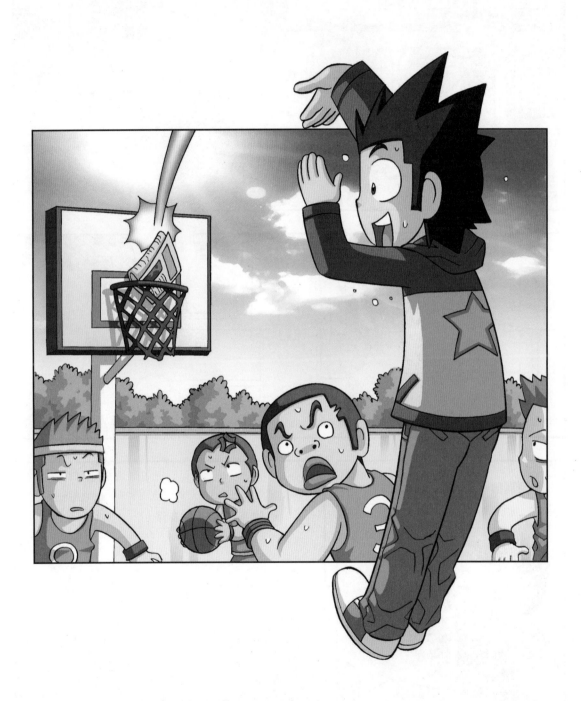

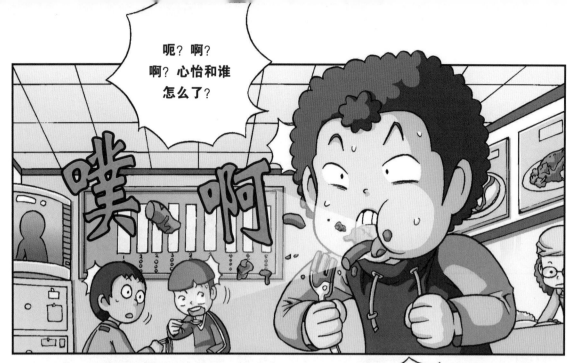

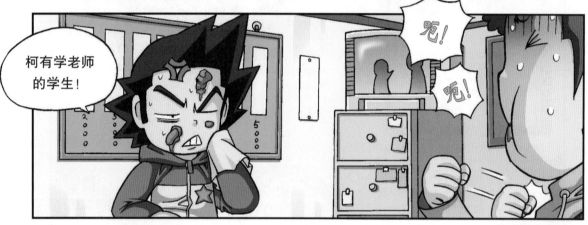

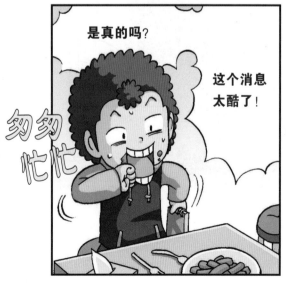

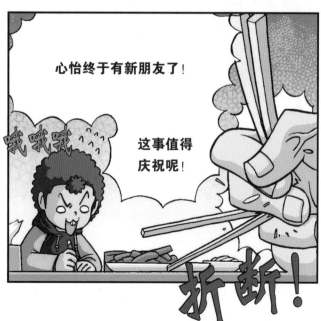

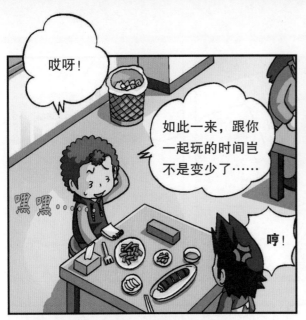

哎呀!

如此一来,跟你一起玩的时间岂不是变少了……

嘿嘿……

哼!

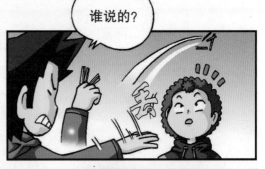

谁说的?

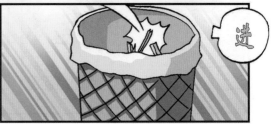

进

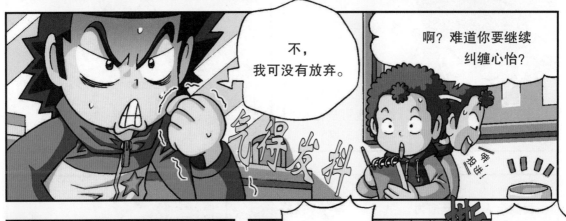

不,我可没有放弃。

啊?难道你要继续纠缠心怡?

气得发抖

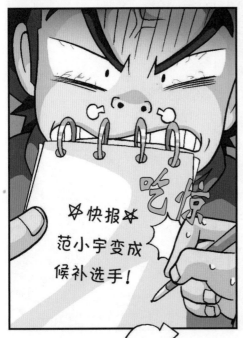

☆快报☆
范小宇变成候补选手!

吃惊

写写

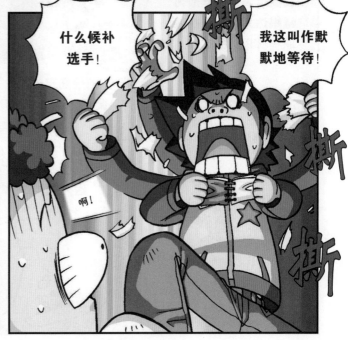

什么候补选手!

我这叫作默默地等待!

撕

撕

撕

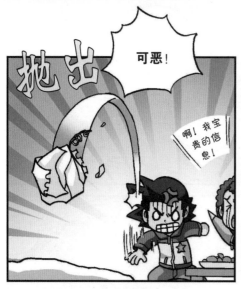

可恶！

啊！我宝贵的信息！

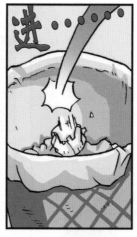

进……

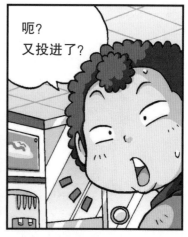

呃？又投进了？

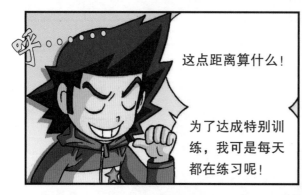

呼……

这点距离算什么！

为了达成特别训练，我可是每天都在练习呢！

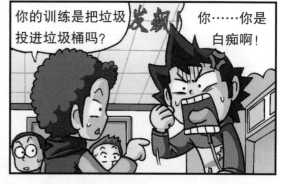

你的训练是把垃圾投进垃圾桶吗？

发飙！

你……你是白痴啊！

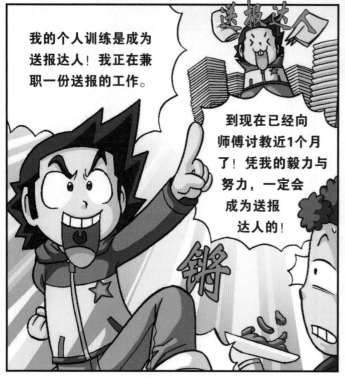

我的个人训练是成为送报达人！我正在兼职一份送报的工作。

送报达人

到现在已经向师傅讨教近1个月了！凭我的毅力与努力，一定会成为送报达人的！

锵

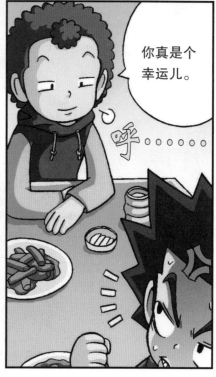

你真是个幸运儿。

呼……

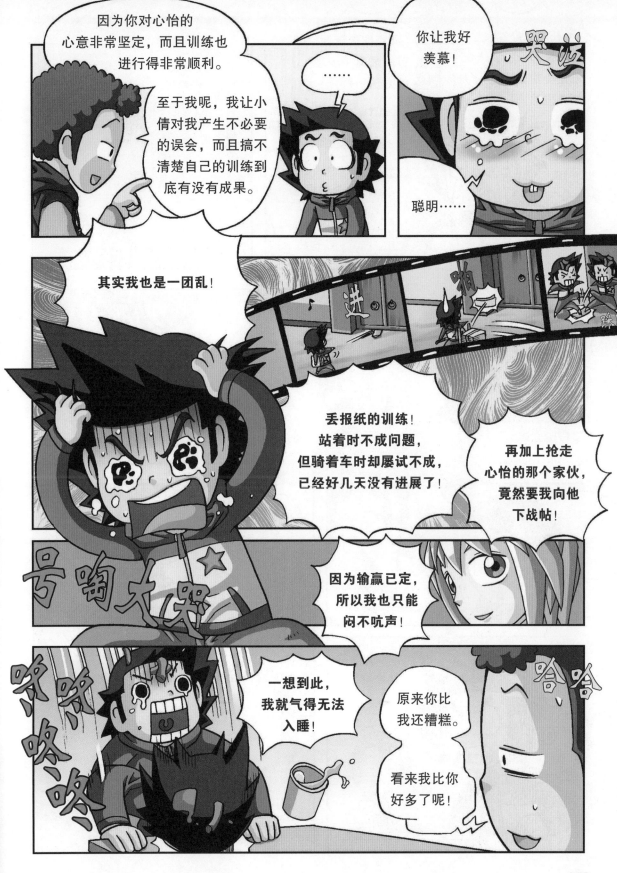

153

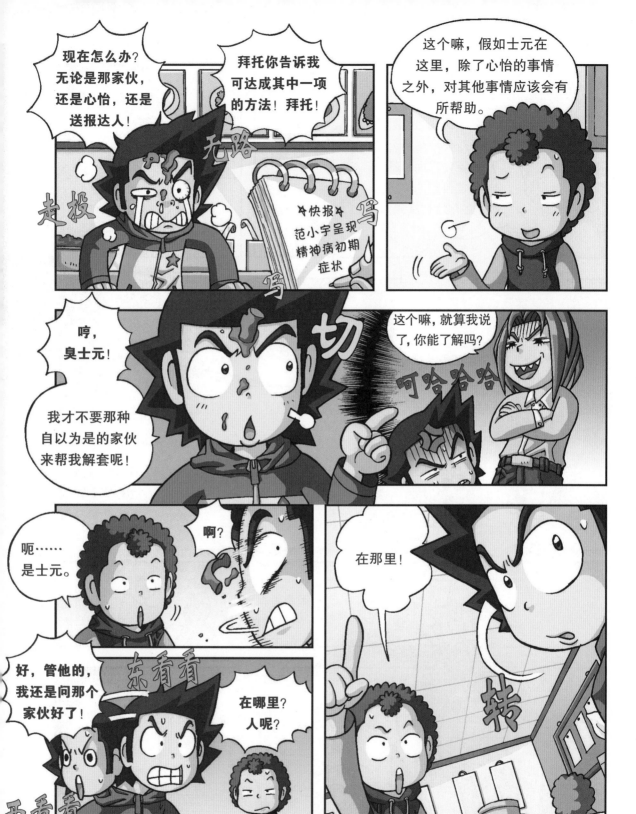

154

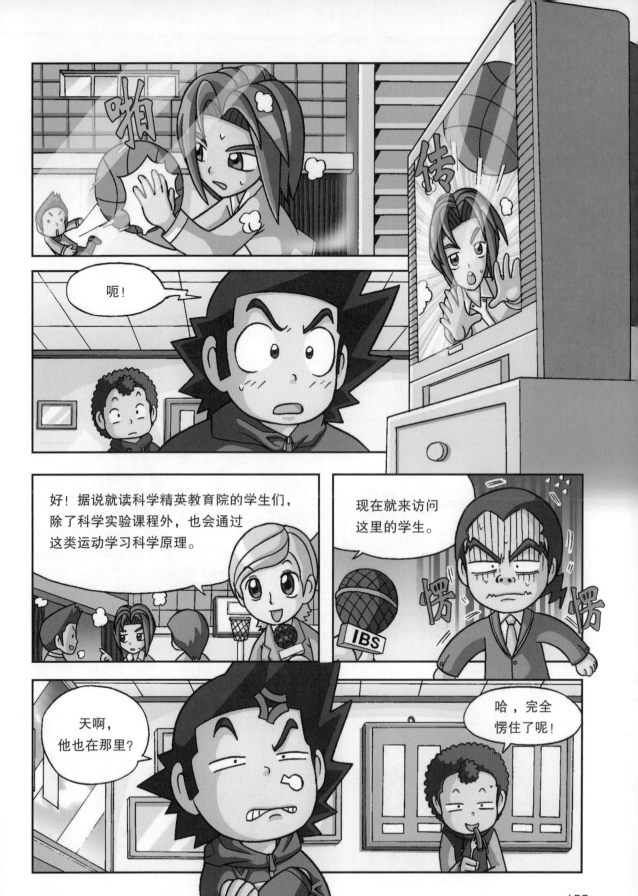

155

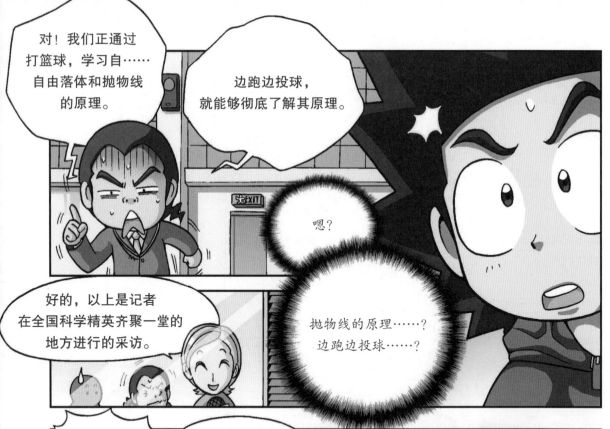

对！我们正通过打篮球，学习自……自由落体和抛物线的原理。

边跑边投球，就能够彻底了解其原理。

嗯？

抛物线的原理……？边跑边投球……？

好的，以上是记者在全国科学精英齐聚一堂的地方进行的采访。

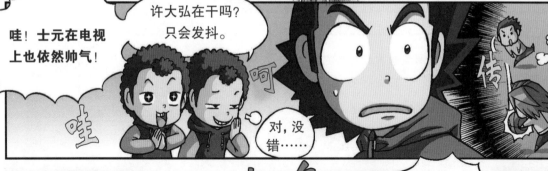

哇！士元在电视上也依然帅气！

许大弘在干吗？只会发抖。

对，没错……

传

呵

哇

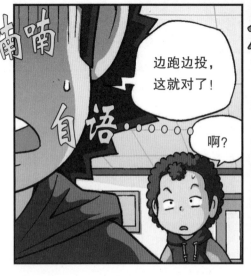

嘟嘟

自语……

边跑边投，这就对了！

啊？

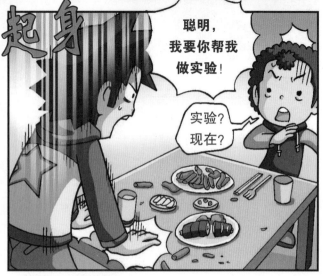

起身

聪明，我要你帮我做实验！

实验？现在？

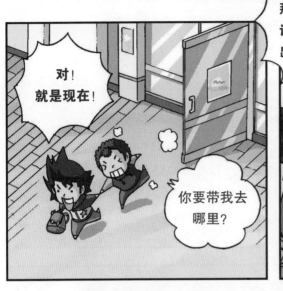

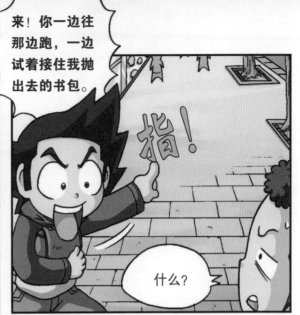

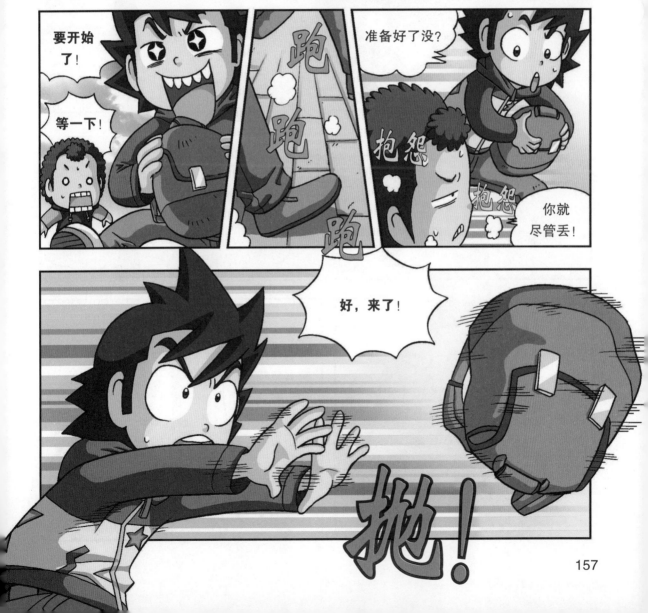

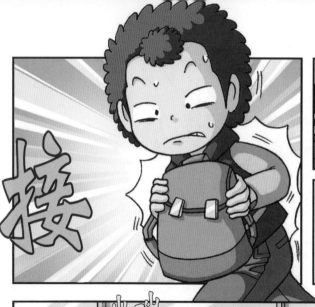

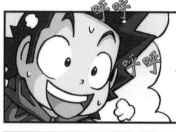

太好了！
他指的就是
这个！

指什么？
你是指许大弘
讲的话吗？

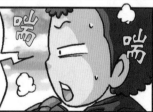

当我们一起跑步
时，由于双方的
方向一致，所以
能够轻松接住，

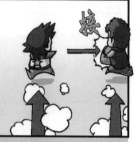

但如果我一个人
边跑边抛，因为
只有我一个人在
跑，所以书包就
不会正确地传到
你那里去。

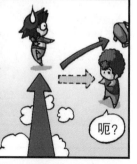

呃？

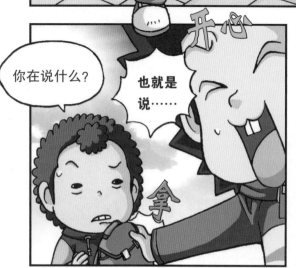

对！他说边跑
边投球，就能够彻底
了解抛物线的原理！

你在说什么？

也就是
说……

在原地不动
的状态下
把书包往上
抛，它会直
接掉下来，
对不对？

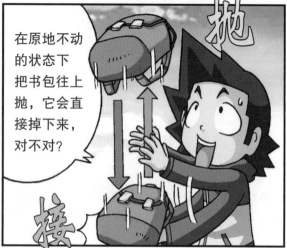

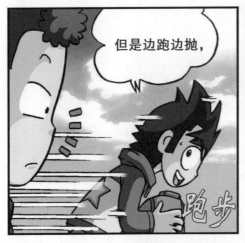

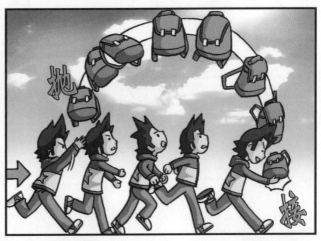

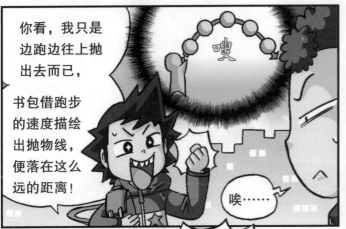

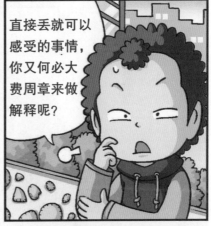

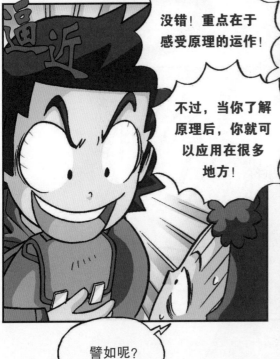

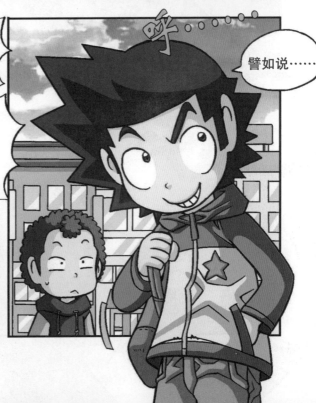

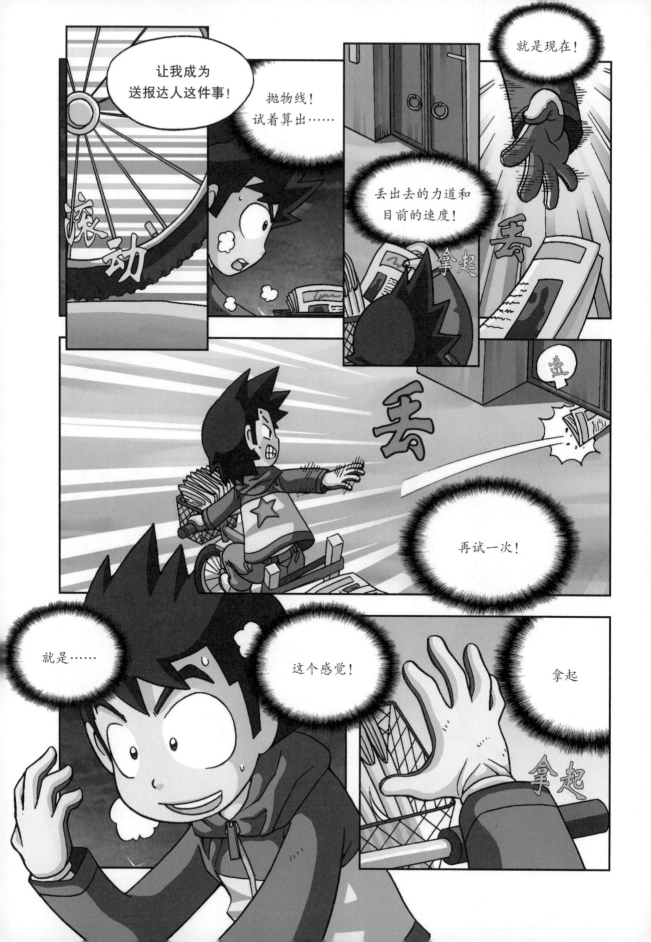

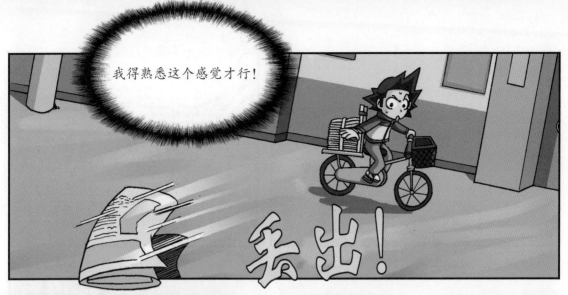

我得熟悉这个感觉才行！

丢出！

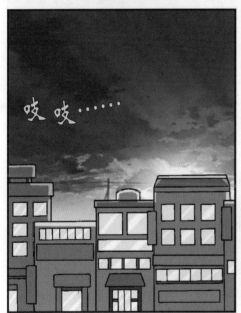

吱吱……

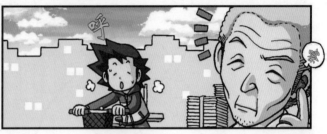

呼

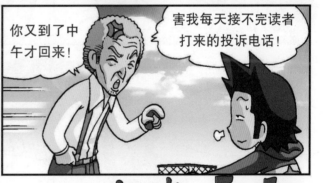

你又到了中午才回来！

害我每天接不完读者打来的投诉电话！

大发雷霆

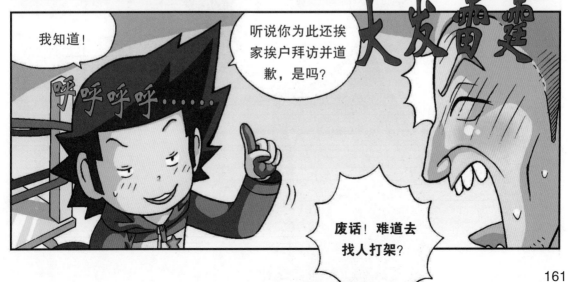

我知道！

呼呼呼呼……

听说你为此还挨家挨户拜访并道歉，是吗？

废话！难道去找人打架？

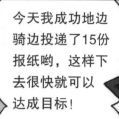

今天我成功地边骑边投递了15份报纸哟，这样下去很快就可以达成目标！

我抓到了感觉呢！

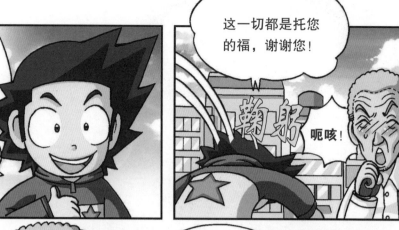

这一切都是托您的福，谢谢您！

鞠躬

呃咳！

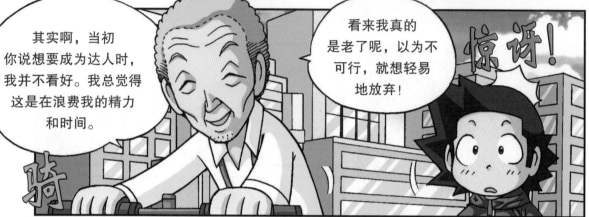

其实啊，当初你说想要成为达人时，我并不看好。我总觉得这是在浪费我的精力和时间。

骑

看来我真的是老了呢，以为不可行，就想轻易地放弃！

惊讶！

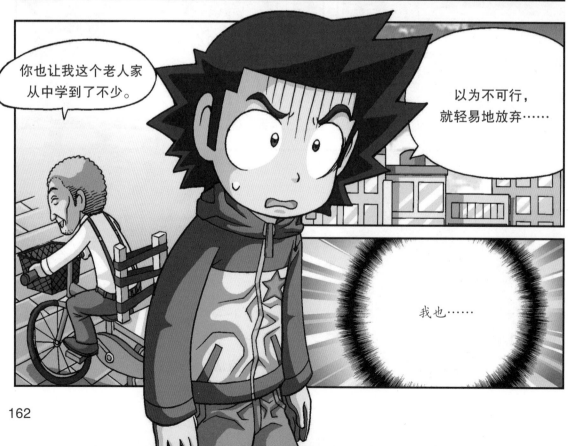

你也让我这个老人家从中学到了不少。

以为不可行，就轻易地放弃……

我也……

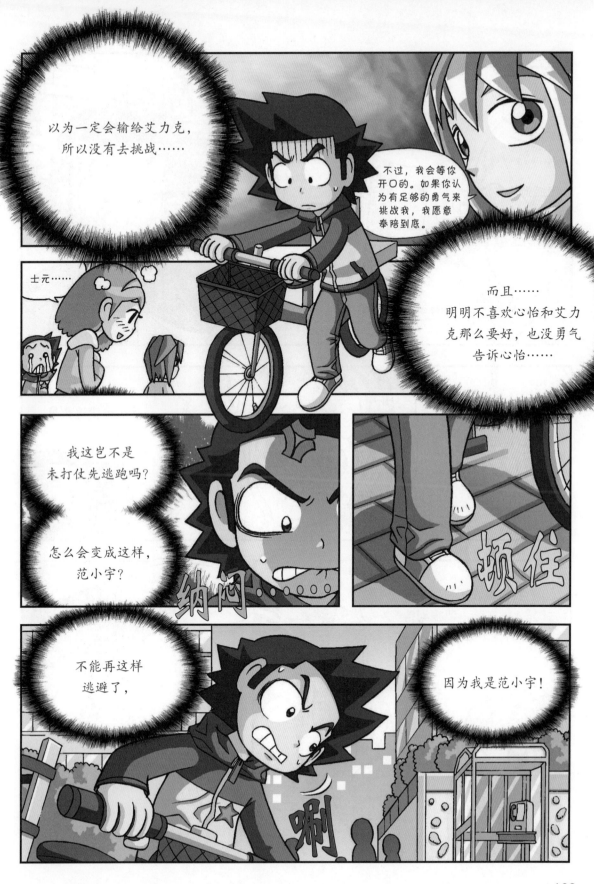

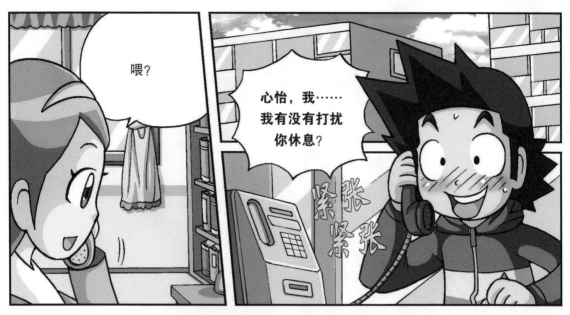

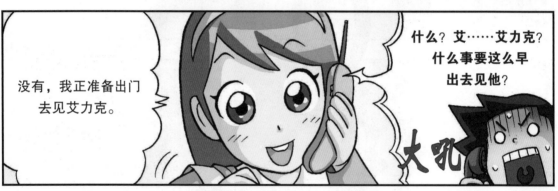

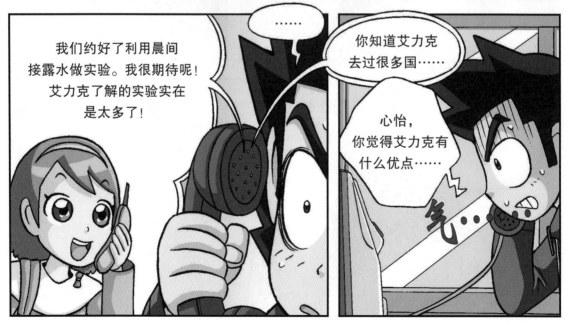

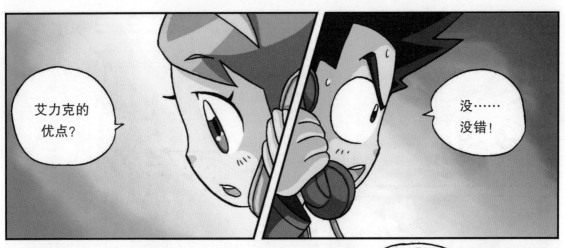

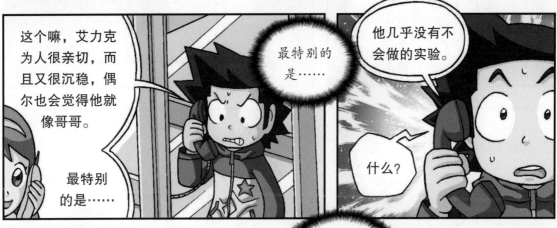

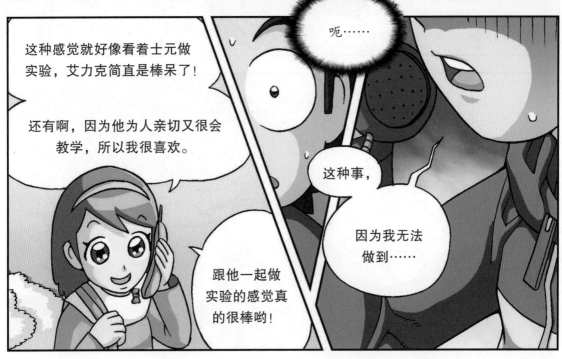

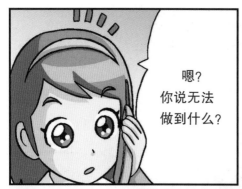

嗯?
你说无法
做到什么?

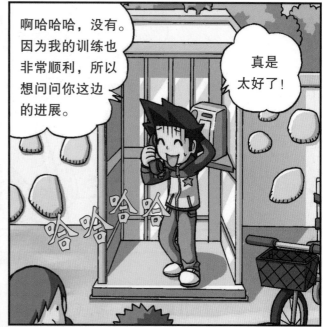

啊哈哈哈,没有。
因为我的训练也
非常顺利,所以
想问问你这边
的进展。

真是
太好了!

哈哈哈哈

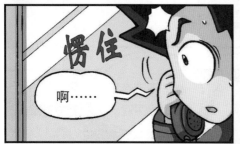

愣住

啊……

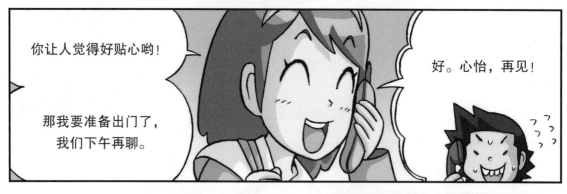

你让人觉得好贴心哟!

那我要准备出门了,
我们下午再聊。

好。心怡,再见!

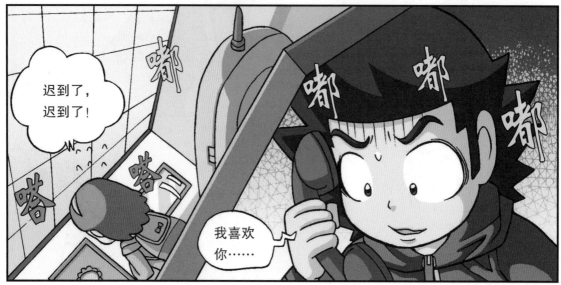

嘟

嘟

嘟

嘟

迟到了,
迟到了!

嗒嗒

我喜欢
你……

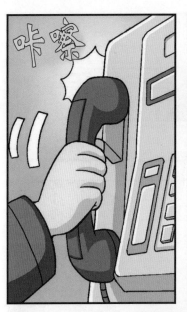

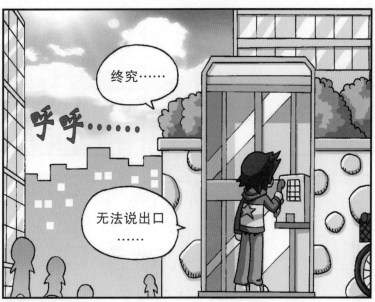

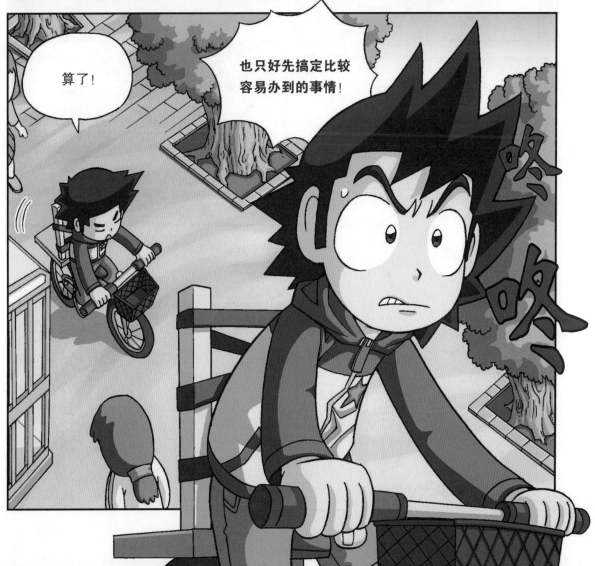

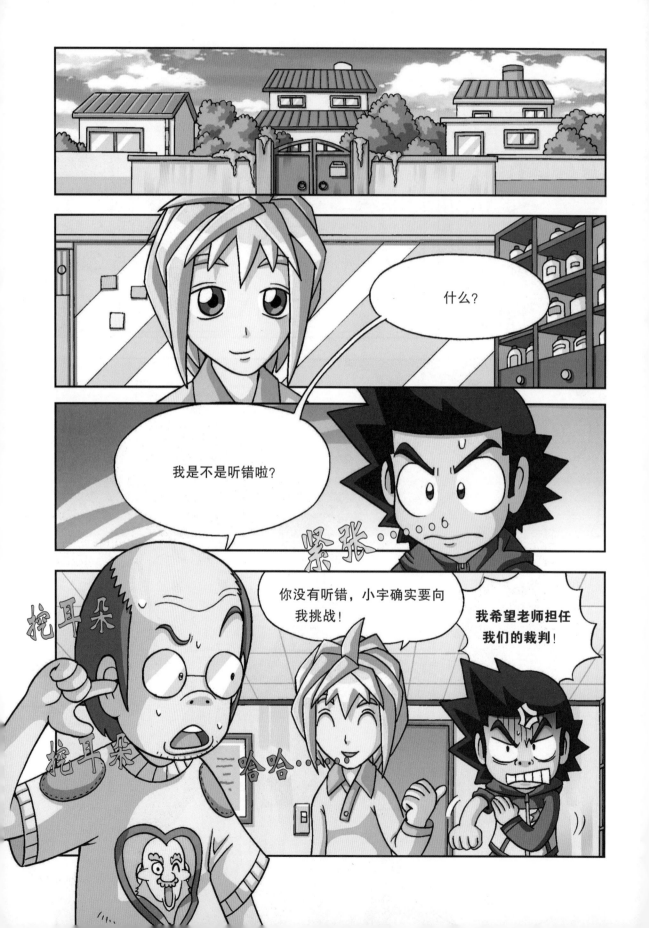

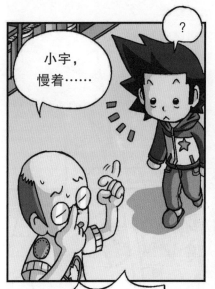

小宇，
慢着……

？

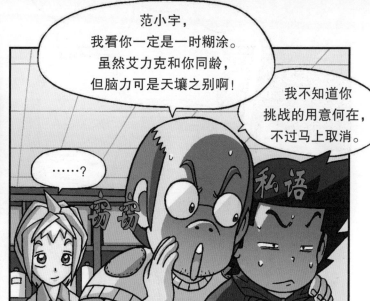

范小宇，
我看你一定是一时糊涂。
虽然艾力克和你同龄，
但脑力可是天壤之别啊！

我不知道你
挑战的用意何在，
不过马上取消。

……？

私语

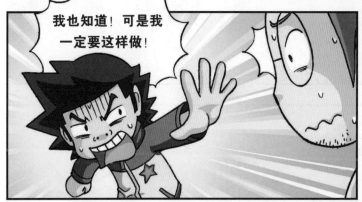

我也知道！可是我
一定要这样做！

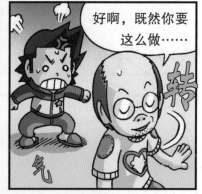

好啊，既然你要
这么做……

转

气

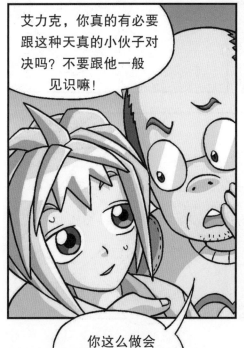

艾力克，你真的有必要
跟这种天真的小伙子对
决吗？不要跟他一般
见识嘛！

你这么做会
伤害无辜的！

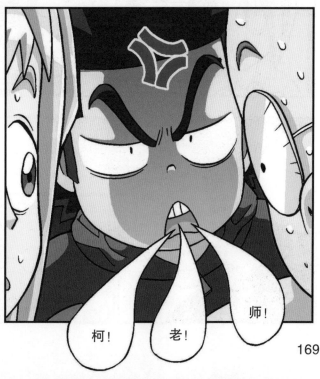

柯！　老！　师！

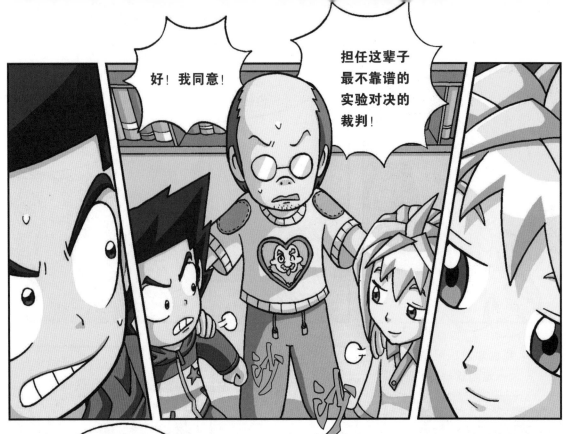

好！我同意！

担任这辈子最不靠谱的实验对决的裁判！

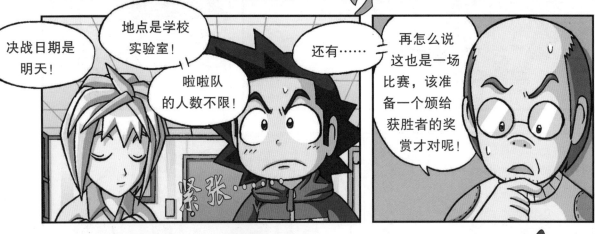

决战日期是明天！

地点是学校实验室！

啦啦队的人数不限！

还有……

紧张……

再怎么说这也是一场比赛，该准备一个颁给获胜者的奖赏才对呢！

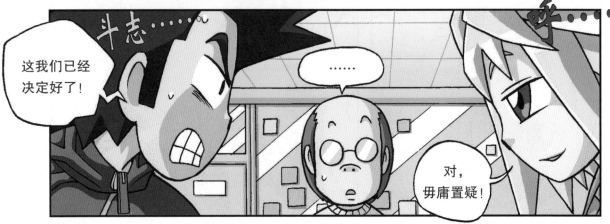

斗志……

这我们已经决定好了！

……

对，毋庸置疑！

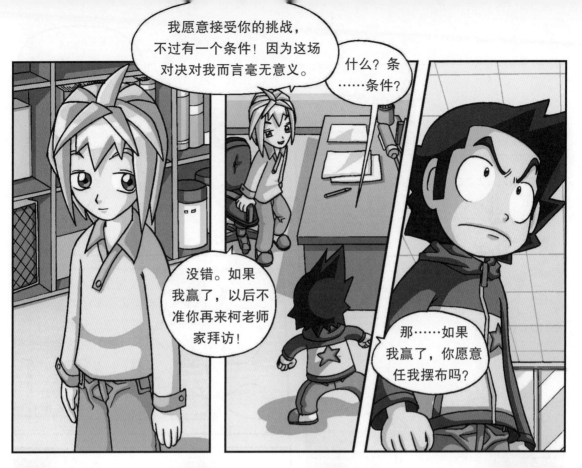

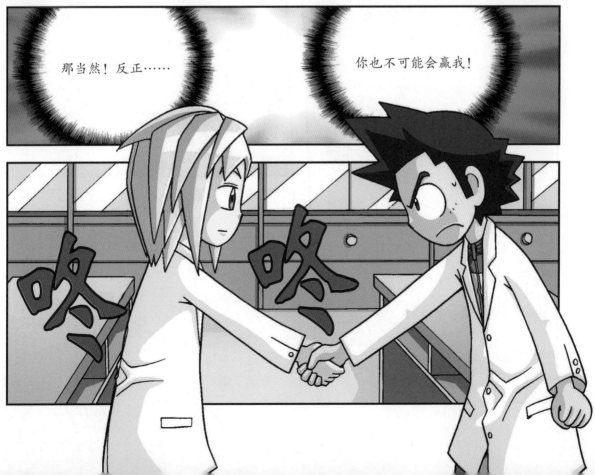

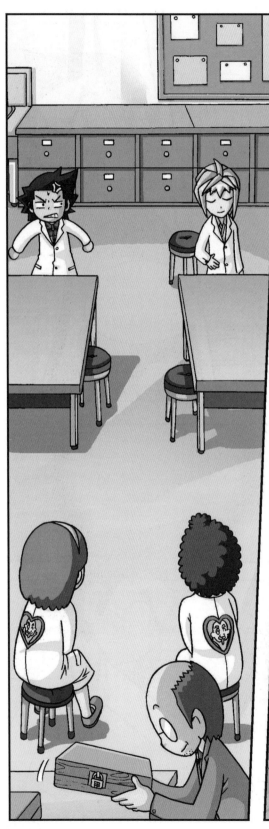

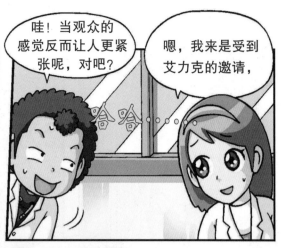

哇！当观众的感觉反而让人更紧张呢，对吧？

嗯，我来是受到艾力克的邀请，

哈哈……

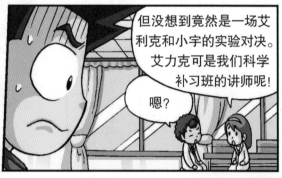

但没想到竟然是一场艾利克和小宇的实验对决。艾力克可是我们科学补习班的讲师呢！

嗯？

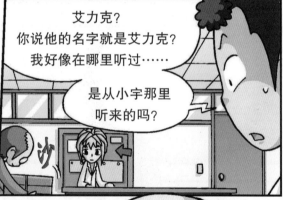

艾力克？你说他的名字就是艾力克？我好像在哪里听过……

是从小宇那里听来的吗？

沙

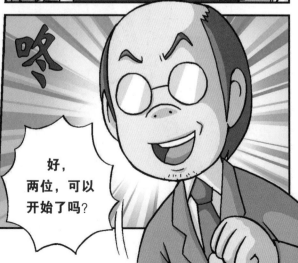

咚

好，两位，可以开始了吗？

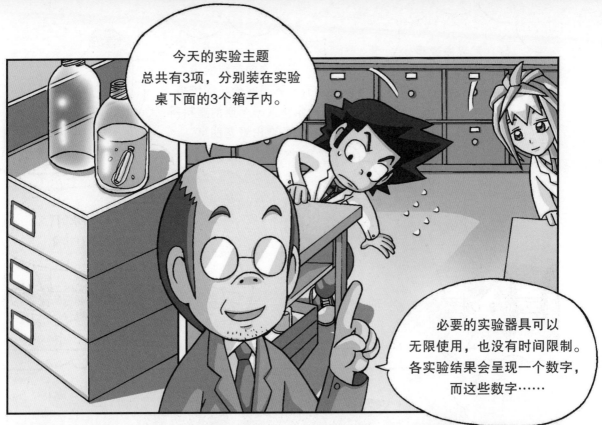

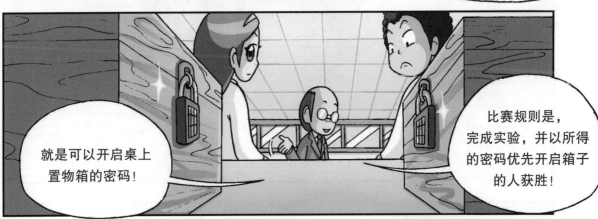

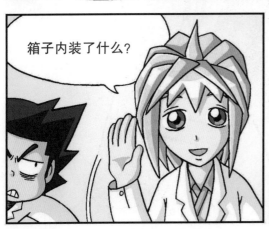

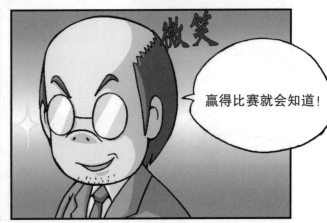

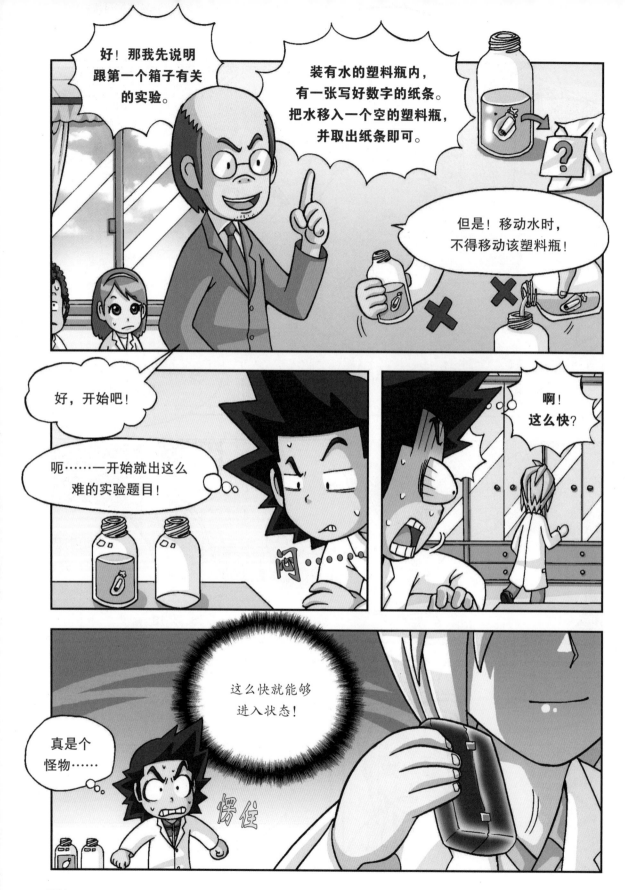

174

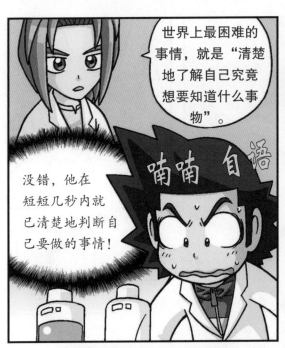

世界上最困难的事情，就是"清楚地了解自己究竟想要知道什么事物"。

没错，他在短短几秒内就已清楚地判断自己要做的事情！

喃喃自语

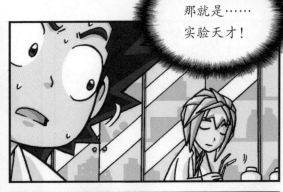

那就是……实验天才！

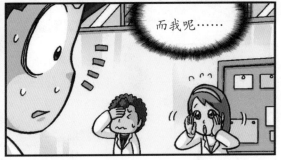

而我呢……

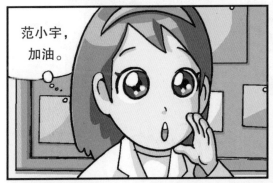

范小宇，加油。

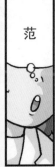

范

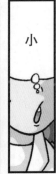

小

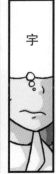

宇

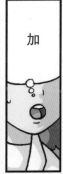

加

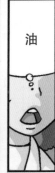

油

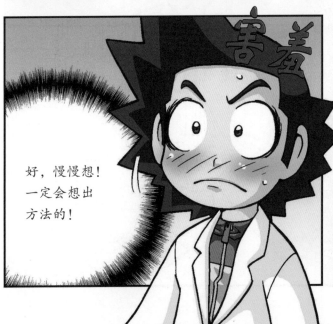

好，慢慢想！一定会想出方法的！

害羞

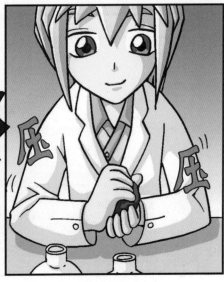

压

压

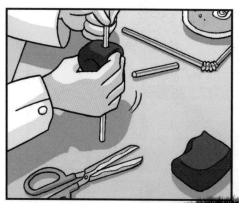

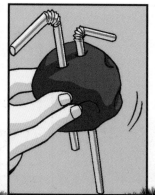

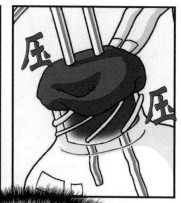

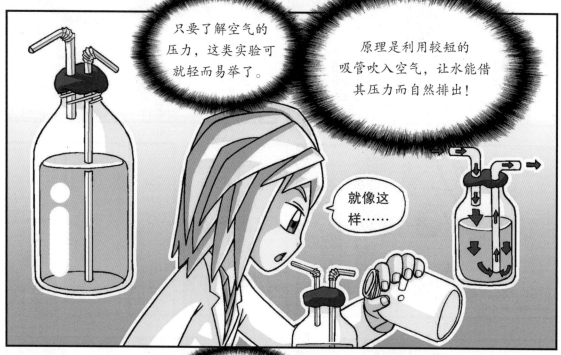

只要了解空气的压力，这类实验可就轻而易举了。

原理是利用较短的吸管吹入空气，让水能借其压力而自然排出！

就像这样……

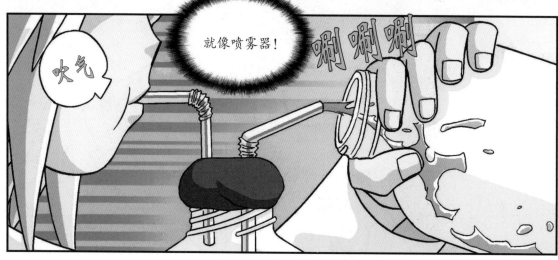

吹气

就像喷雾器！

唰唰唰

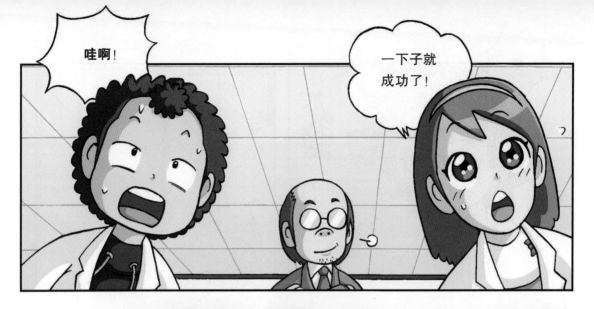

哇啊!

一下子就成功了!

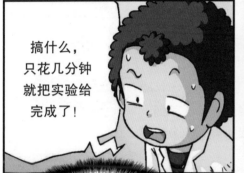

搞什么,只花几分钟就把实验给完成了!

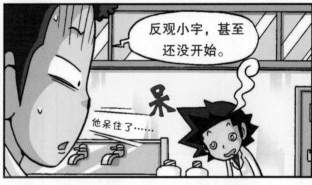

反观小宇,甚至还没开始。

他呆住了......

呆

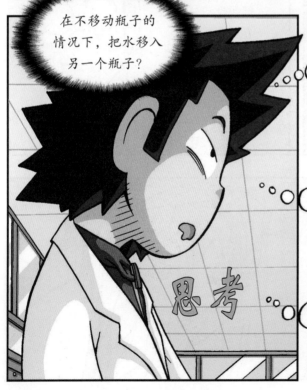

在不移动瓶子的情况下,把水移入另一个瓶子?

思考

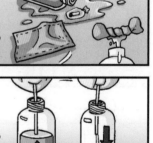

假装不小心翻倒,然后将水挤入另外一个瓶子?

还是以吸管吸取后移入?

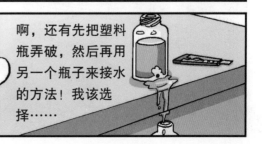

啊,还有先把塑料瓶弄破,然后再用另一个瓶子来接水的方法!我该选择……

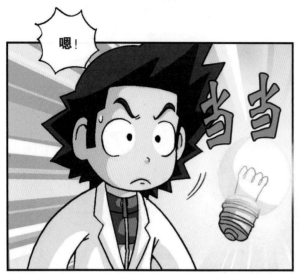

嗯！

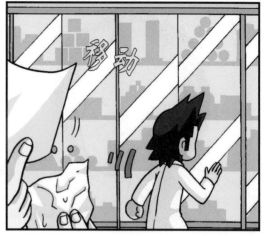

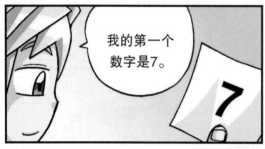

我的第一个数字是7。

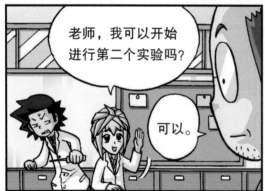

老师，我可以开始进行第二个实验吗？

可以。

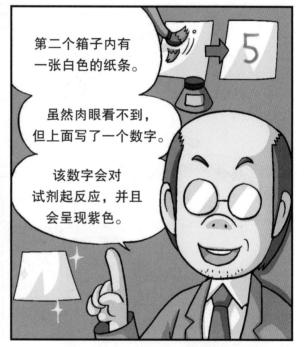

第二个箱子内有一张白色的纸条。

虽然肉眼看不到，但上面写了一个数字。

该数字会对试剂起反应，并且会呈现紫色。

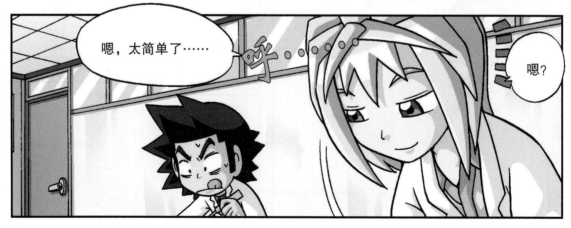

嗯，太简单了……

嗯？

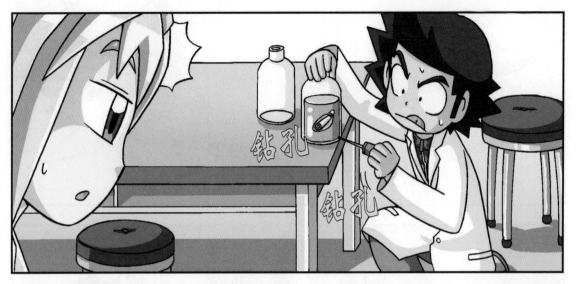

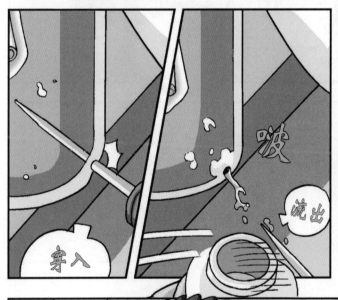

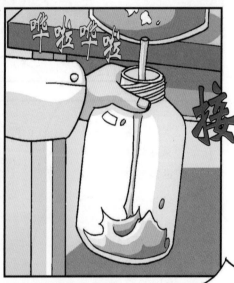

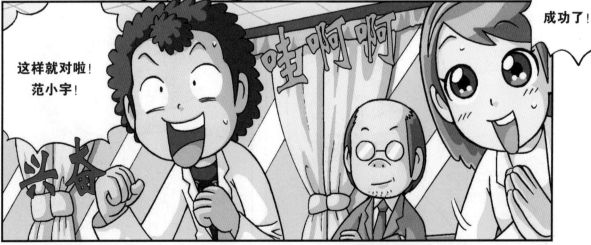

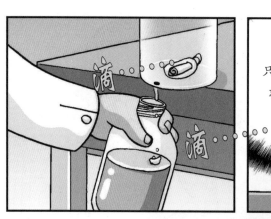

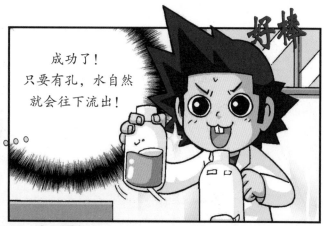

成功了！
只要有孔，水自然
就会往下流出！

好棒

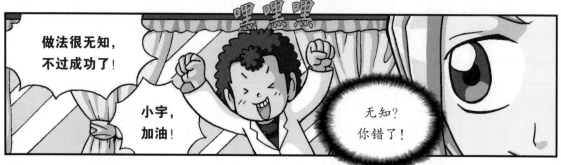

嘿嘿嘿

做法很无知，
不过成功了！

小宇，
加油！

无知？
你错了！

水的容量越多、
深度越深，压力
也会越大。

这也就是在底部钻孔时，
水会借压力而全部往下
流出的原因。

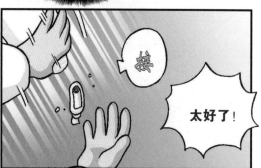

接

太好了！

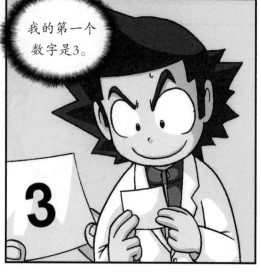

我的第一个
数字是3。

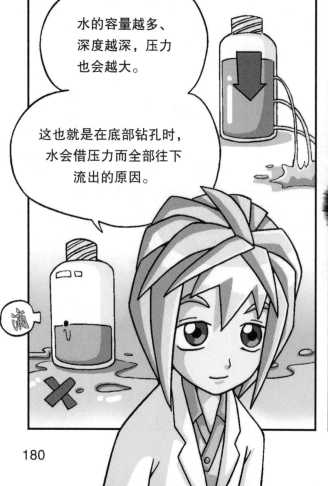

滴

3

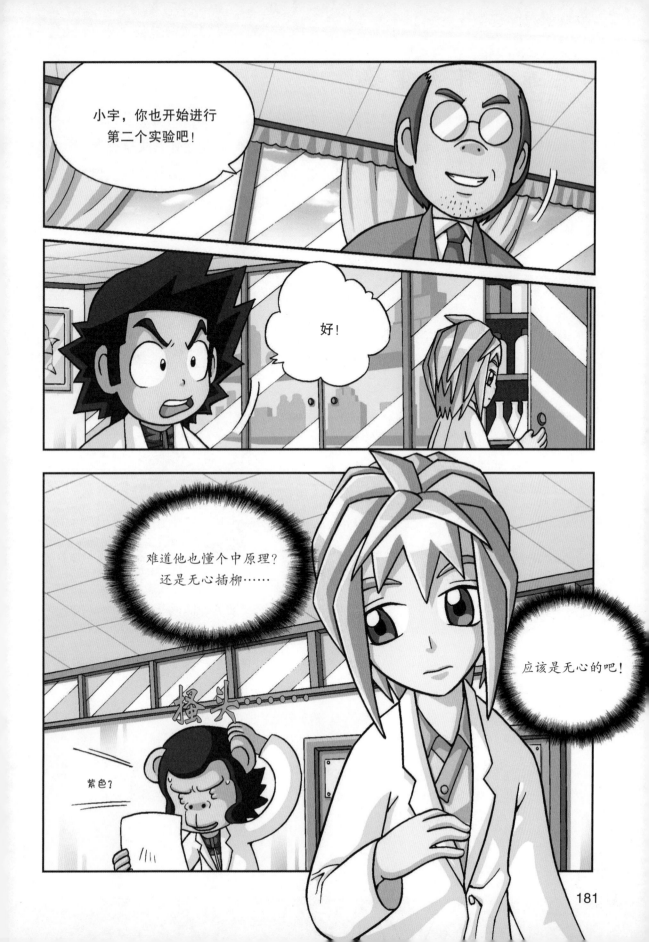

181

营养素有多重要？

　　我们每天都会进食，目的在于通过食物摄取人体活动所需的能量，让细胞得以持续存活；此外，我们也可以通过吃维生素或打针来获取营养素。食物摄取量不足时，就可能会因为营养素不均衡而罹患各种疾病。因此，了解食物中所含营养素的种类，均衡摄取人体所需的营养素，就显得格外重要了。

产生能量的三大营养素

蛋白质　是制造细胞必需的营养素，富含于奶类、蛋类、鱼类、肉类、豆类及坚果类中。

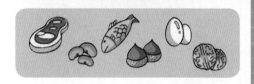

碳水化合物　这是最好消化、能最快制造出能量的营养素，米饭、面包、饼干、糖果等带有甜味的食物，多由碳水化合物组成。

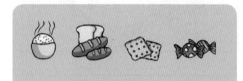

脂　肪　多含于各种油类、坚果类、奶酪等。当人类摄取过多热量时，过剩的热量会转化成脂肪储存在人体内，导致肥胖。

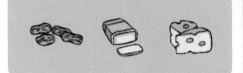

物质代谢必需的副营养素

维生素　菠菜、葡萄、白菜、动物肝脏、发酵食品、谷类、花生等食物中含有各类维生素。如果维生素摄取量不足，可能会引发各种病症。

　　维生素缺乏症对照： A（夜盲症）、D（骨质疏松）、E（不孕症）、B1（脚气病）、B2（皮肤病）、C（维生素C缺乏病）

矿物质　矿物质为钙（Ca）、磷（P）、钠（Na）等，多含于水果、蔬菜、牛奶、肉类及鱼类中。矿物质所扮演的角色包括：构成骨骼与牙齿、调节水分及酸碱平衡、协助新陈代谢与神经传导等。

消化过程分成哪些步骤？

我们平常所食用的食物，绝大部分由体积大且复杂的化学物质组成，为了让细胞能够吸收，就必须先分解成非常小的化学物质。而所谓的消化，就是将摄取的食物进行分解，转化为人体可摄取的营养素形态。下图表示了食物通过约9米长的人体器官的消化过程：

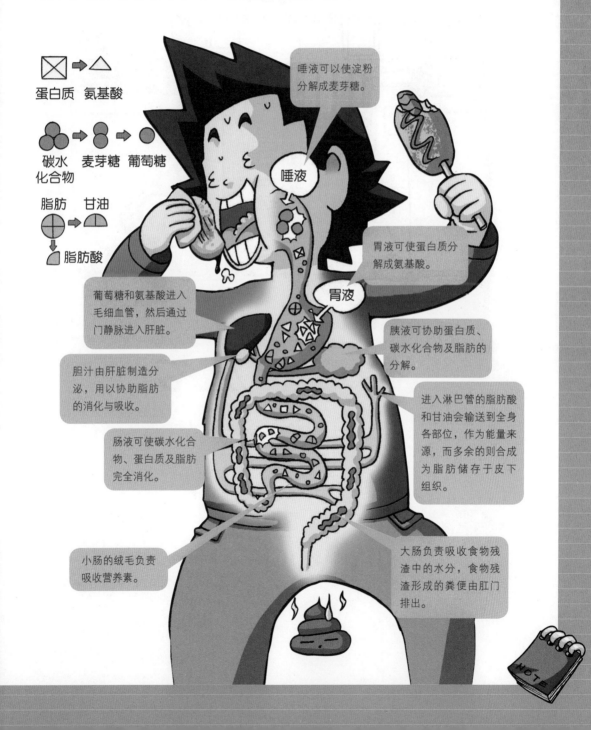

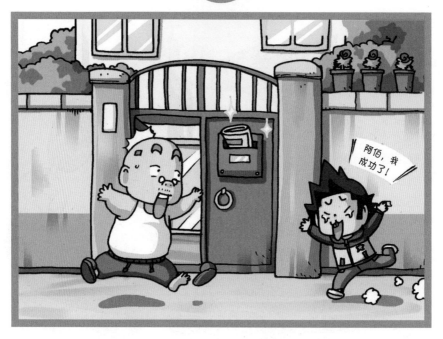

第六部

钻石和原石

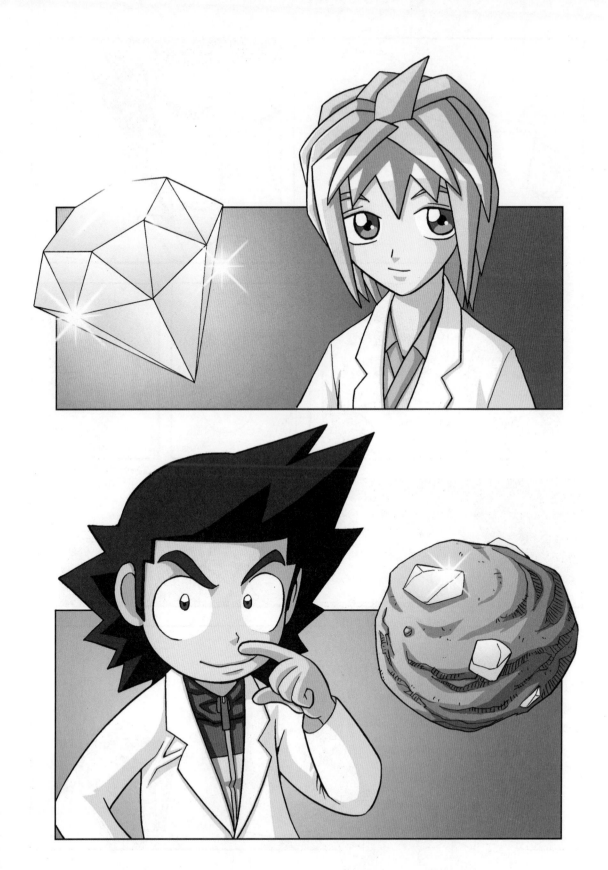

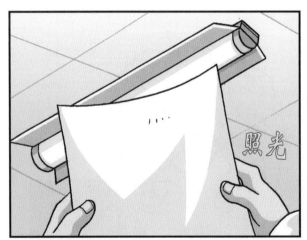
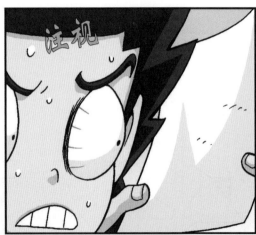

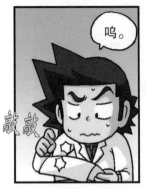

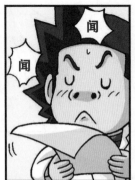

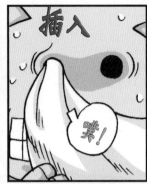

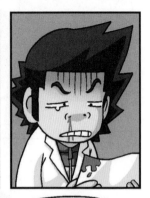

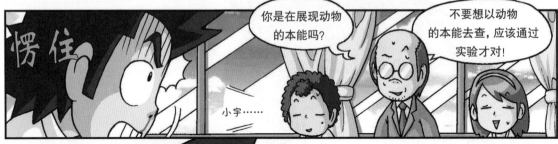

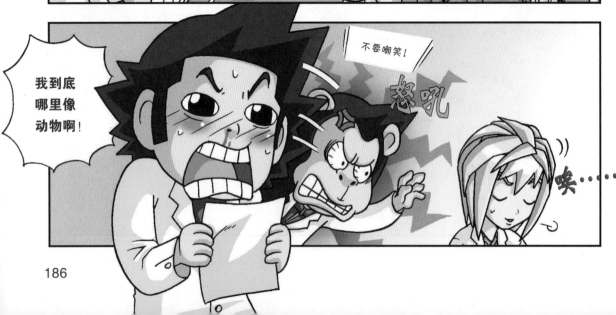

186

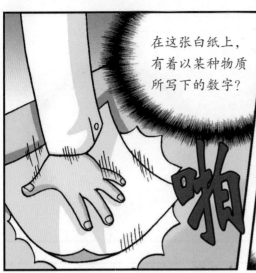

在这张白纸上，有着以某种物质所写下的数字？

嗯

我得先查出该物质，才能选择该使用哪一种试剂。

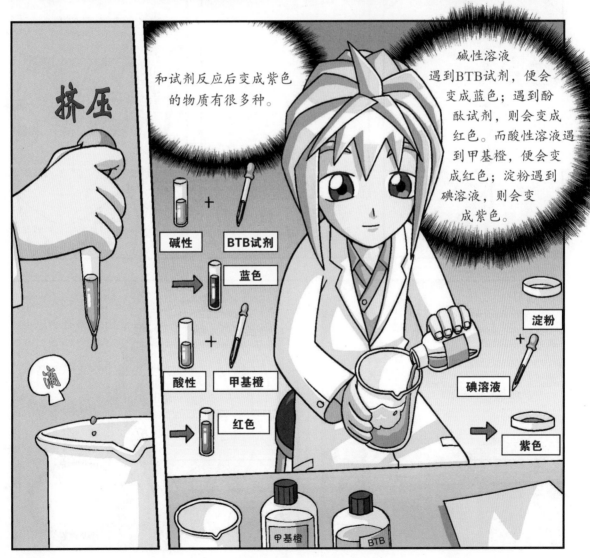

挤压

滴

和试剂反应后变成紫色的物质有很多种。

碱性溶液遇到BTB试剂，便会变成蓝色；遇到酚酞试剂，则会变成红色。而酸性溶液遇到甲基橙，便会变成红色；淀粉遇到碘溶液，则会变成紫色。

碱性　＋　BTB试剂

→　蓝色

酸性　＋　甲基橙

→　红色

淀粉

碘溶液

→　紫色

甲基橙　BTB

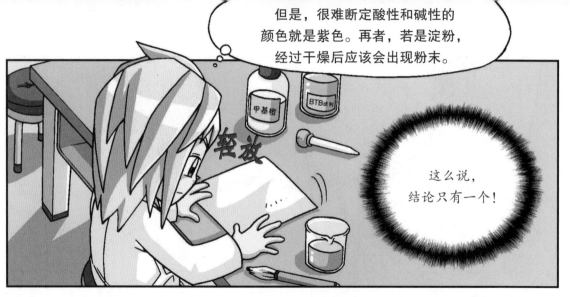

但是，很难断定酸性和碱性的颜色就是紫色。再者，若是淀粉，经过干燥后应该会出现粉末。

这么说，结论只有一个！

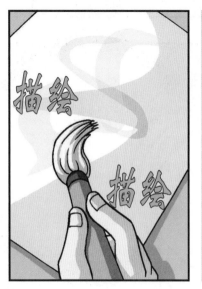

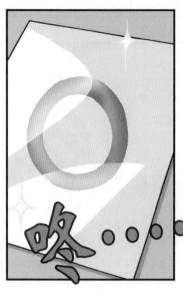

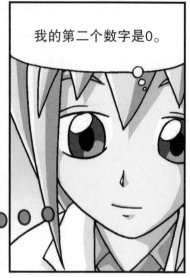

我的第二个数字是0。

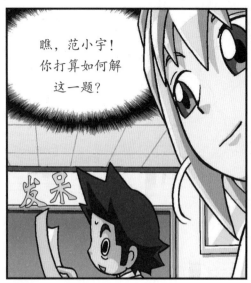

瞧，范小宇！你打算如何解这一题？

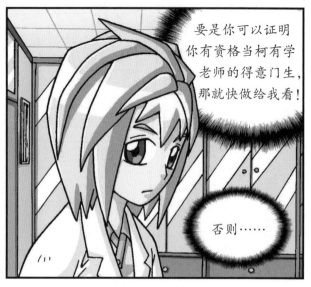

要是你可以证明你有资格当柯有学老师的得意门生，那就快做给我看！

否则……

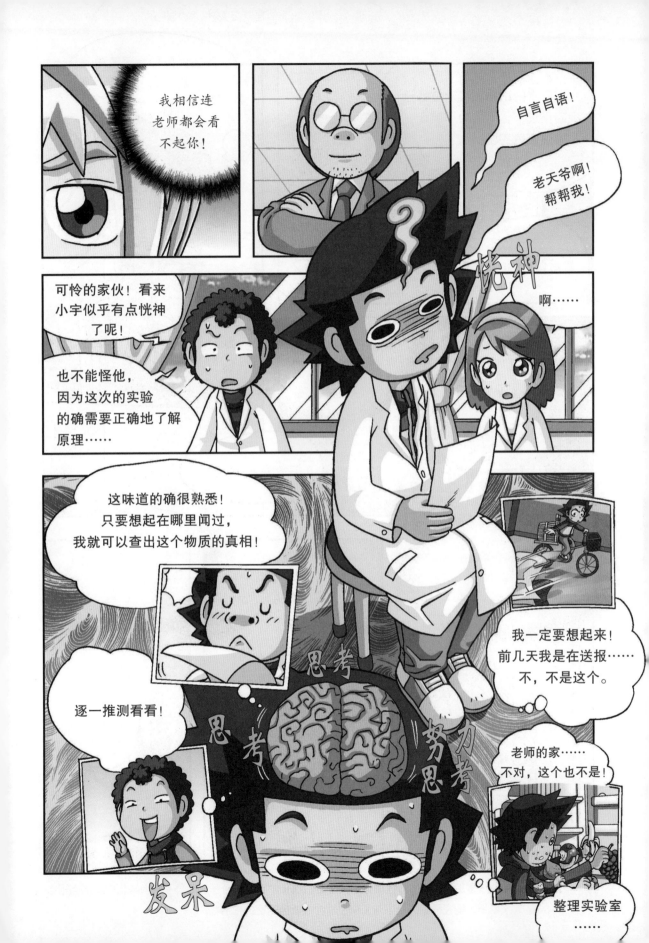

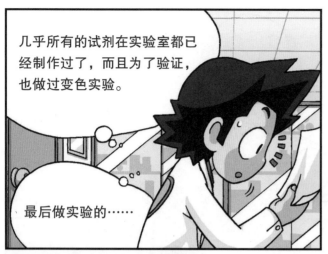

几乎所有的试剂在实验室都已经制作过了，而且为了验证，也做过变色实验。

最后做实验的……

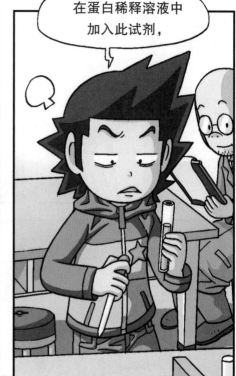

在蛋白稀释溶液中加入此试剂，

能让蛋白稀释溶液变成紫色的试剂！

溶液会变成紫色！

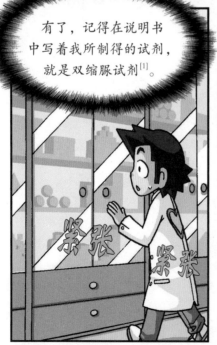

有了，记得在说明书中写着我所制得的试剂，就是双缩脲试剂[1]。

紧张 紧张

双缩脲试剂可以让蛋白质变成紫色！

蛋白稀释溶液就是蛋白质……味道也确定是鸡蛋的味道！

描绘

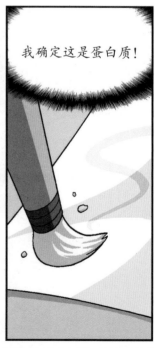

我确定这是蛋白质！

注[1]：将尿素加热时，两分子尿素会反应缩合成一个双缩脲分子。此分子具有与蛋白质结构相似的肽键，能在碱性环境下与铜离子结合成紫色的配位化合物。

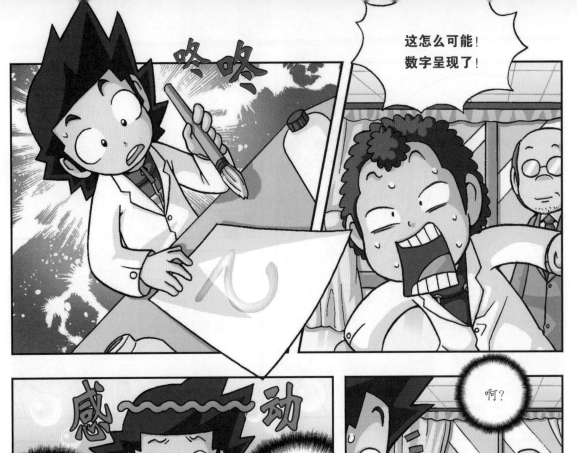

这怎么可能！数字呈现了！

咚咚

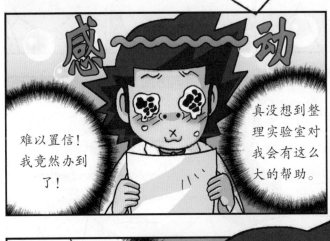

感动

难以置信！我竟然办到了！

真没想到整理实验室对我会有这么大的帮助。

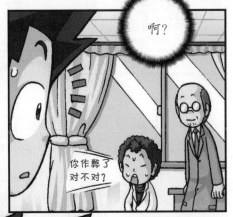

啊？

你作弊了对不对？

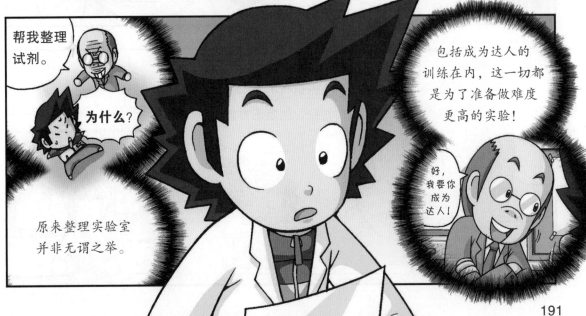

帮我整理试剂。

为什么？

原来整理实验室并非无谓之举。

包括成为达人的训练在内，这一切都是为了准备做难度更高的实验！

好，我要你成为达人！

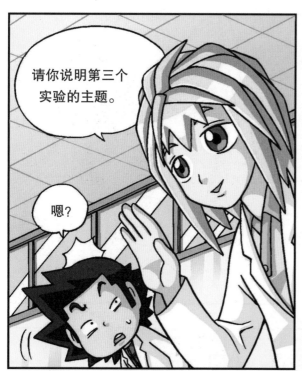

请你说明第三个实验的主题。

嗯?

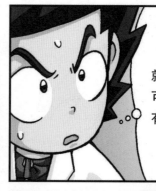

原来艾力克早就查出数字了。可是他为什么没有先进行第三个实验呢?

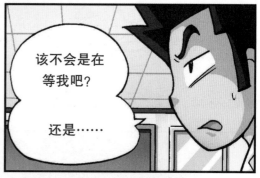

该不会是在等我吧?

还是……

我怕太早完成实验会让自己无聊,所以才等你的!

呵呵

或者是!

啊,等得我好困哟!你终于完成啦?

或者是!

你不知道等待也是一种美德吗?

哼!欺人太甚!

气

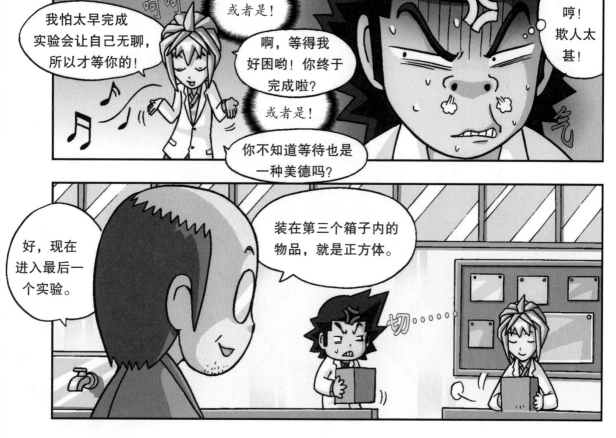

好,现在进入最后一个实验。

装在第三个箱子内的物品,就是正方体。

切……

192

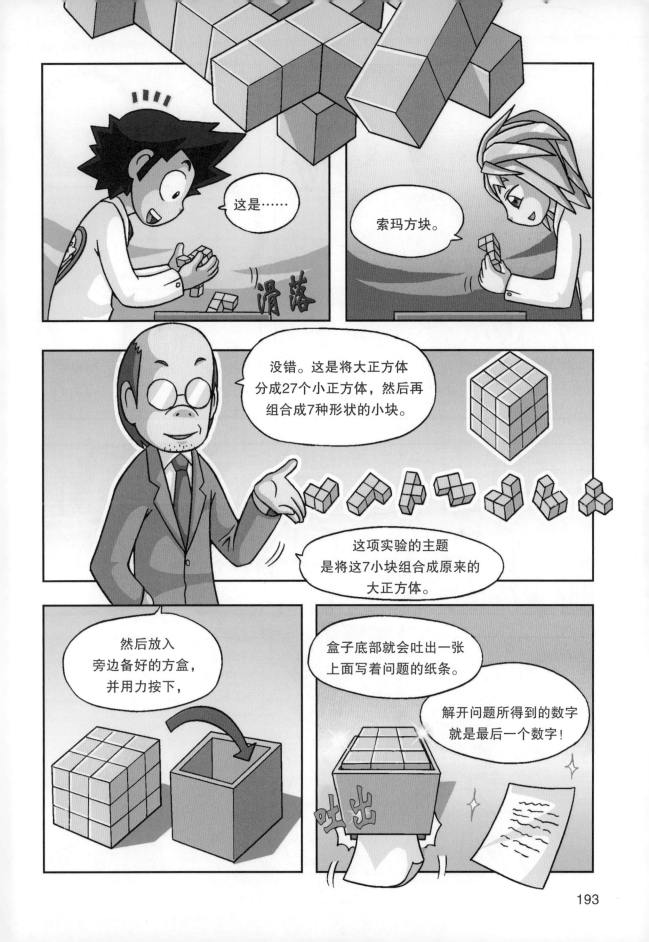

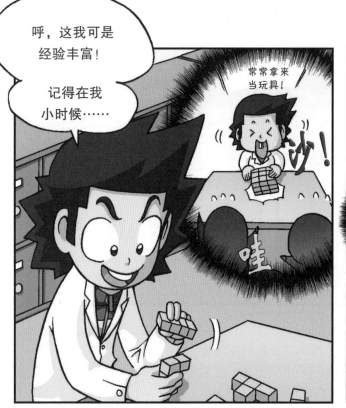

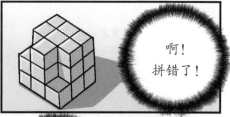

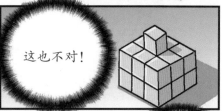

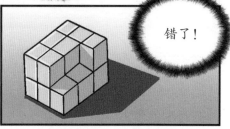

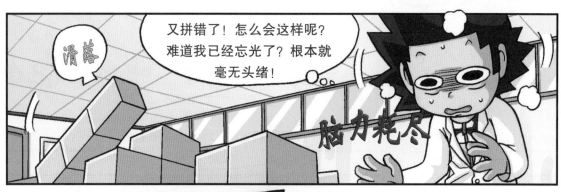

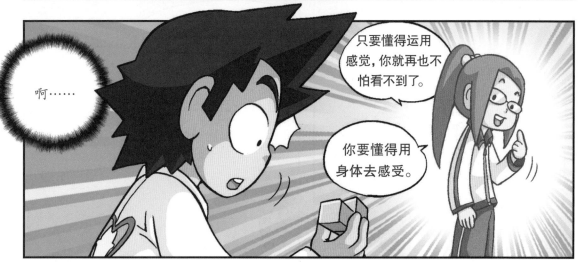

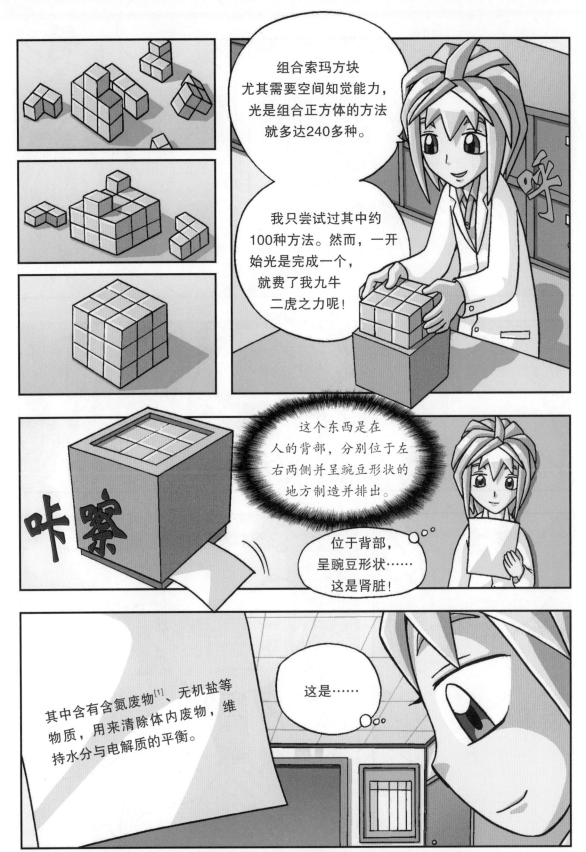

注[1]：尿液中包含尿素、尿酸、氨基酸、肌酸、肌酐等物质，统称为含氮废物。

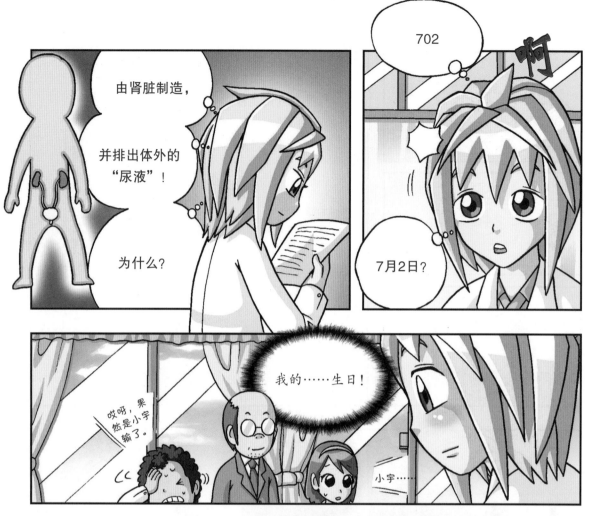

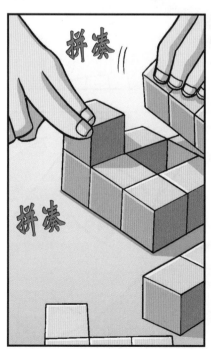

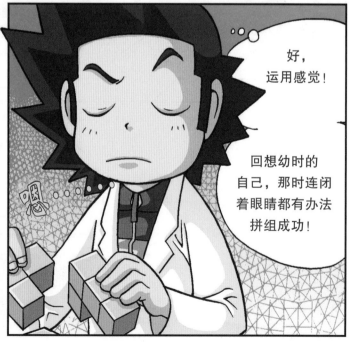

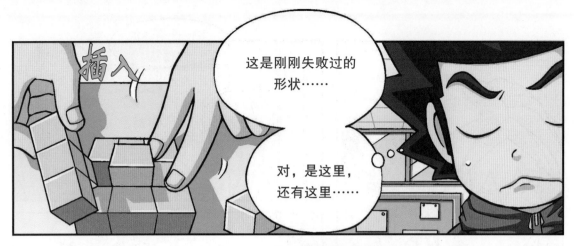

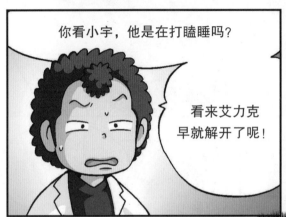

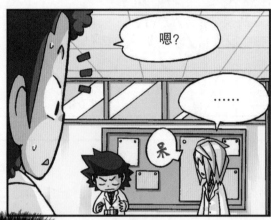

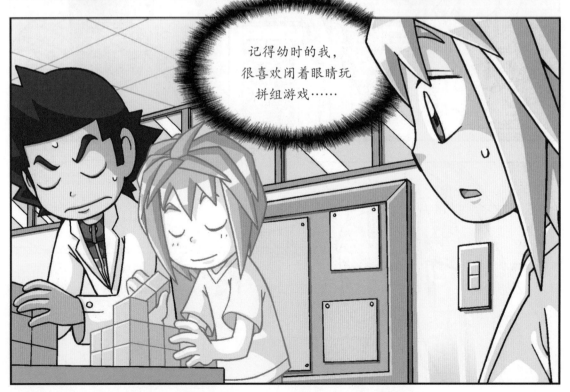

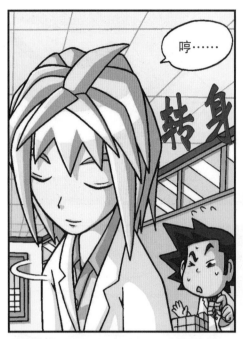

哼……

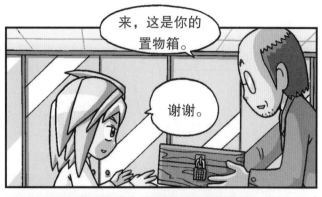

来，这是你的置物箱。

谢谢。

转身

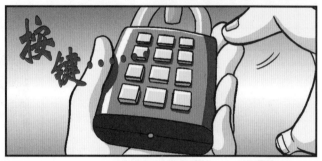

按键……

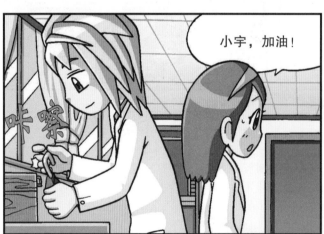

小宇，加油！

咔嚓

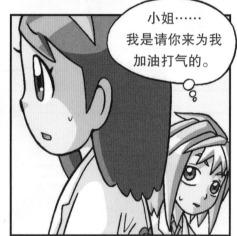

小姐……我是请你来为我加油打气的。

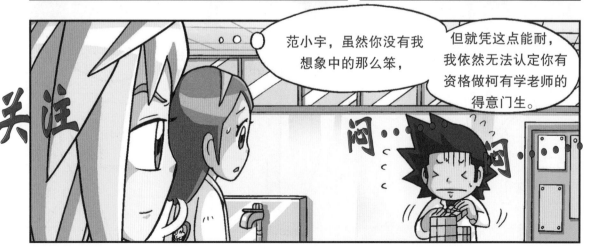

范小宇，虽然你没有我想象中的那么笨，

但就凭这点能耐，我依然无法认定你有资格做柯有学老师的得意门生。

关注

闷……

闷……

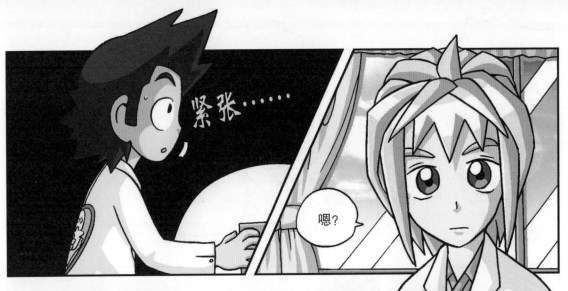

紧张……

嗯?

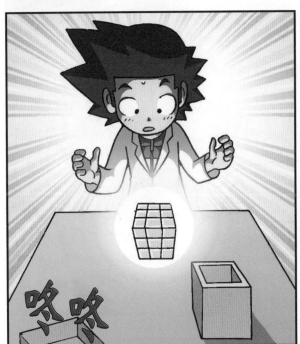

咚咚

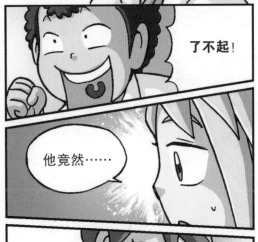

了不起!

他竟然……

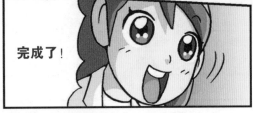

完成了!

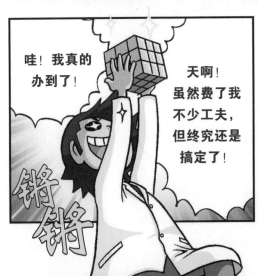

哇! 我真的办到了!

天啊! 虽然费了我不少工夫, 但终究还是搞定了!

铿铿

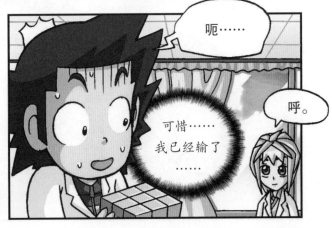

呃……

呼。

可惜……我已经输了……

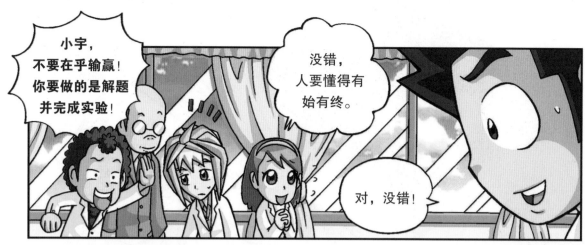

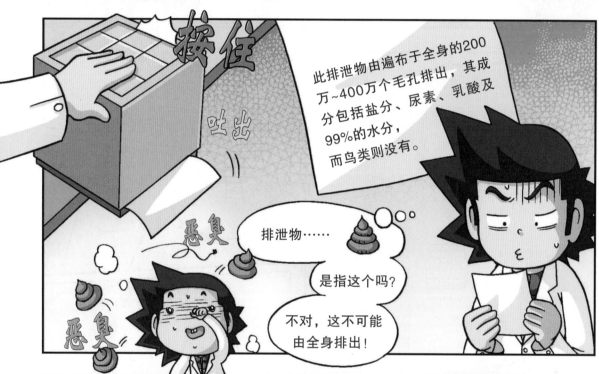

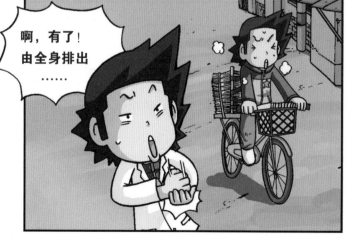

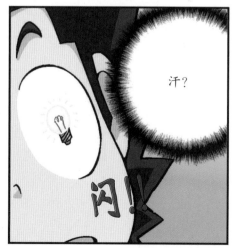

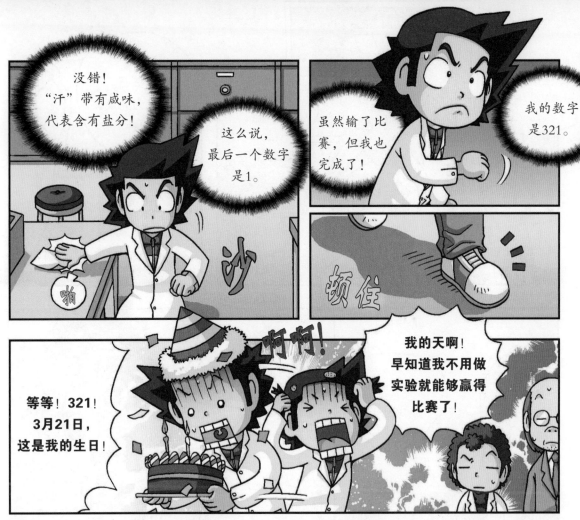

没错！"汗"带有咸味，代表含有盐分！

这么说，最后一个数字是1。

虽然输了比赛，但我也完成了！

我的数字是321。

沙

顿住

啊啊！

等等！321！3月21日，这是我的生日！

我的天啊！早知道我不用做实验就能够赢得比赛了！

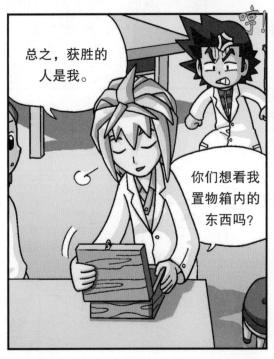

哼！

总之，获胜的人是我。

你们想看我置物箱内的东西吗？

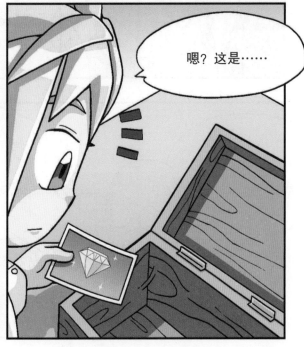

嗯？这是……

201

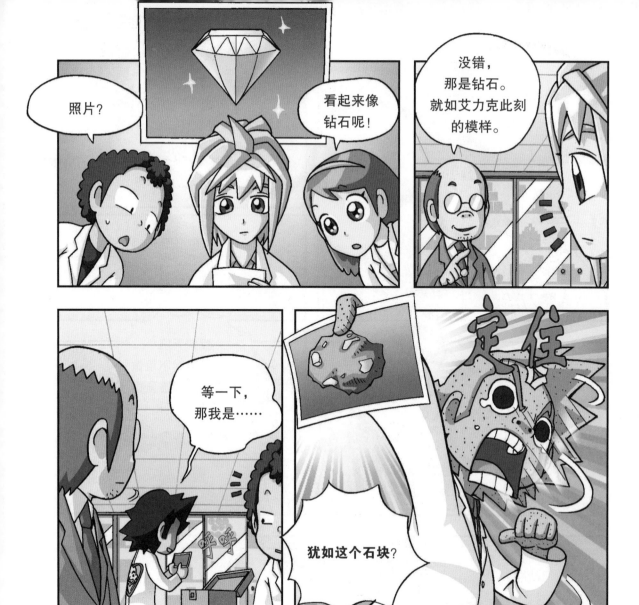
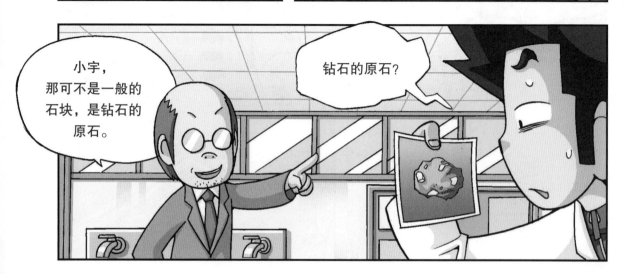

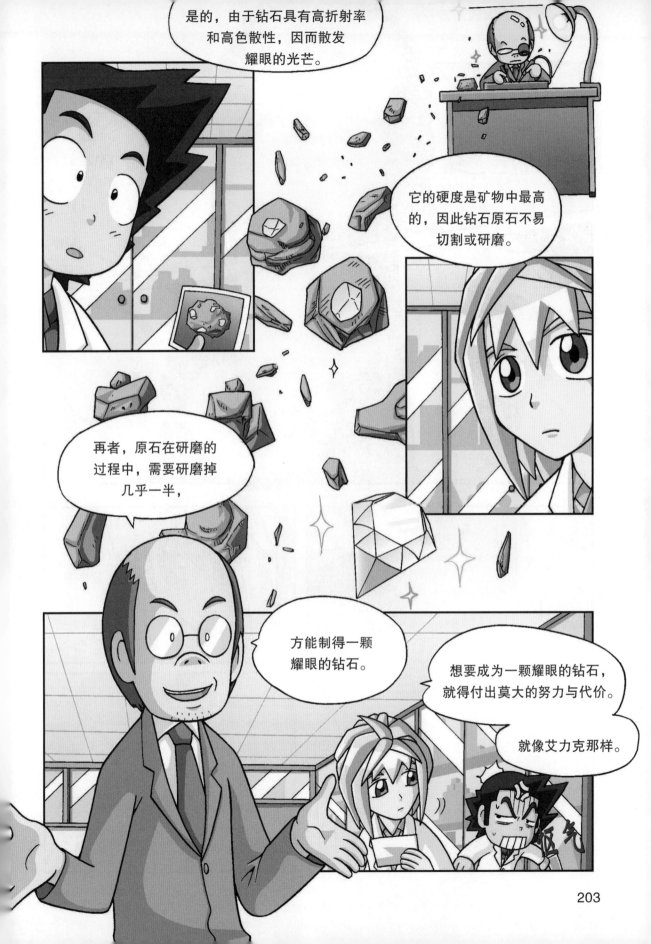

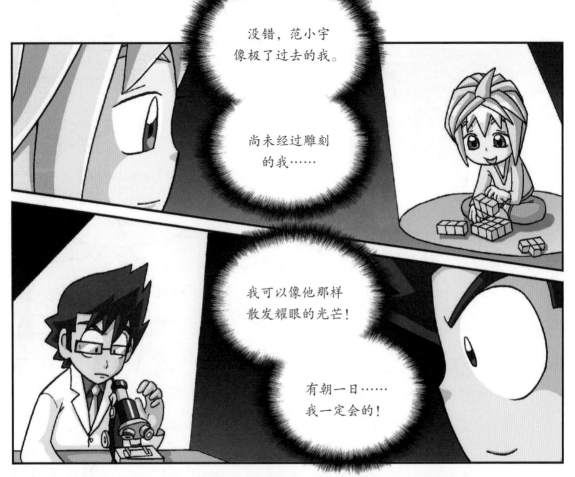

没错，范小宇像极了过去的我。

尚未经过雕刻的我……

我可以像他那样散发耀眼的光芒！

有朝一日……我一定会的！

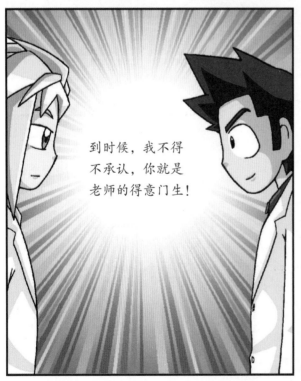

到时候，我不得不承认，你就是老师的得意门生！

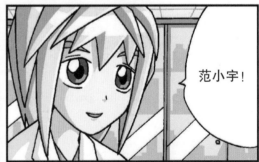

范小宇！

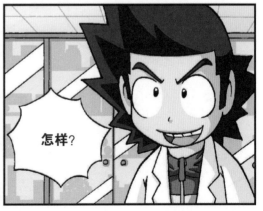

怎样？

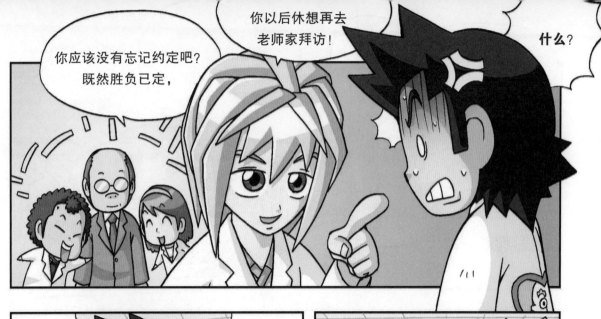

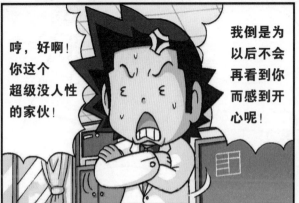

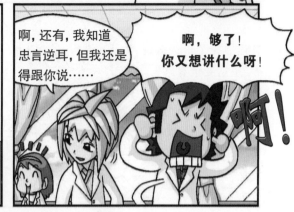

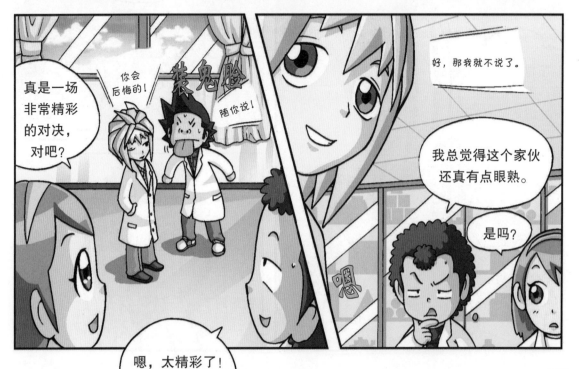

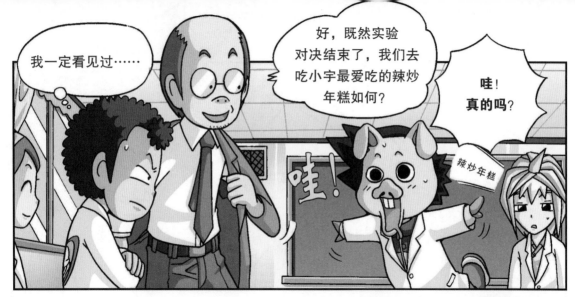

我一定看见过……

好，既然实验对决结束了，我们去吃小宇最爱吃的辣炒年糕如何？

哇！真的吗？

辣炒年糕

哇！

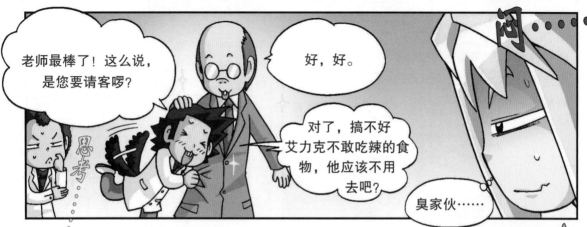

老师最棒了！这么说，是您要请客啰？

好，好。

对了，搞不好艾力克不敢吃辣的食物，他应该不用去吧？

臭家伙……

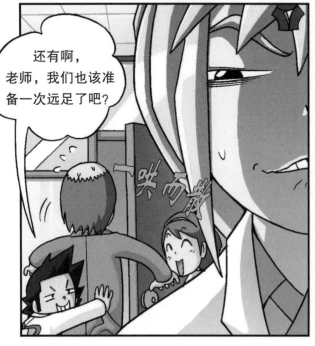

还有啊，老师，我们也该准备一次远足了吧？

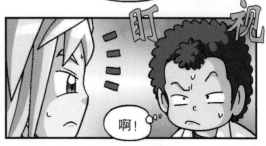

啊！

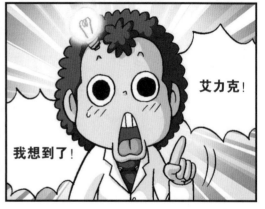

我想到了！

艾力克！

206

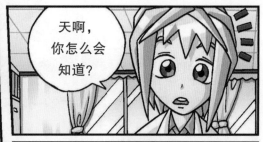

天啊，你怎么会知道？

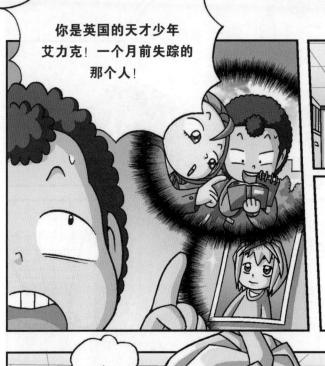

你是英国的天才少年艾力克！一个月前失踪的那个人！

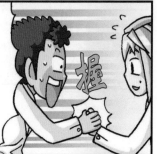

哇，真的是你！这可是全球独家新闻！原来真的是你。

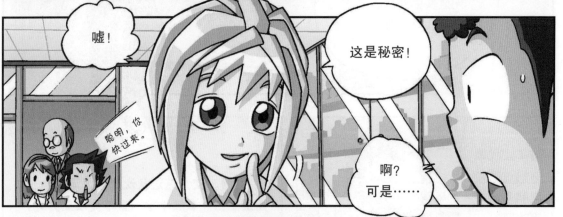

嘘！

聪明，你快过来。

这是秘密！

啊？可是……

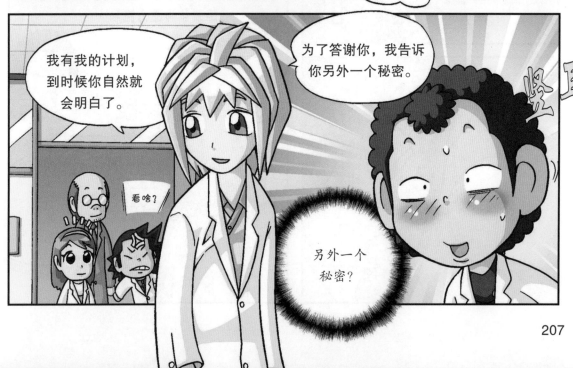

我有我的计划，到时候你自然就会明白了。

看啥？

为了答谢你，我告诉你另外一个秘密。

另外一个秘密？

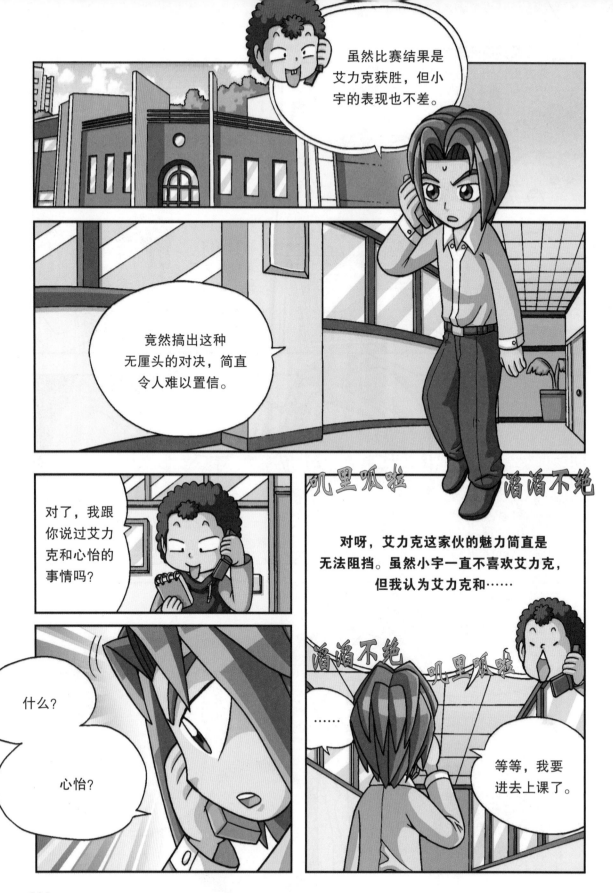

208

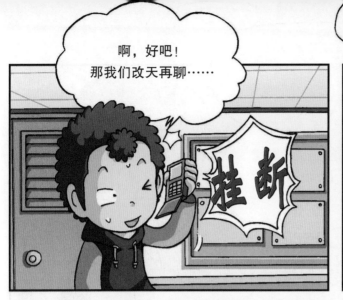

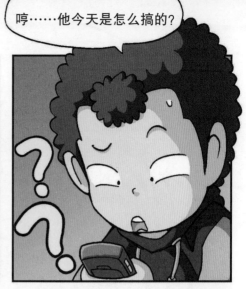

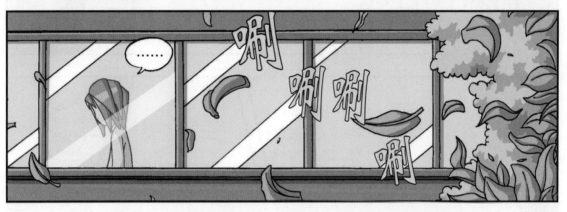

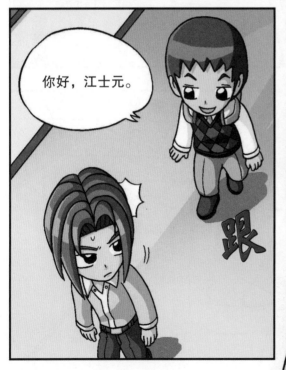

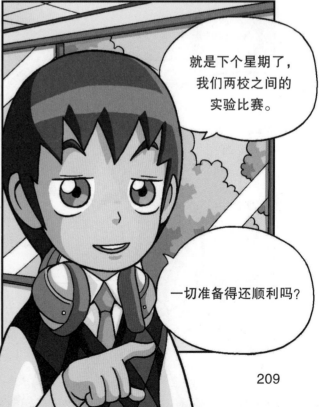

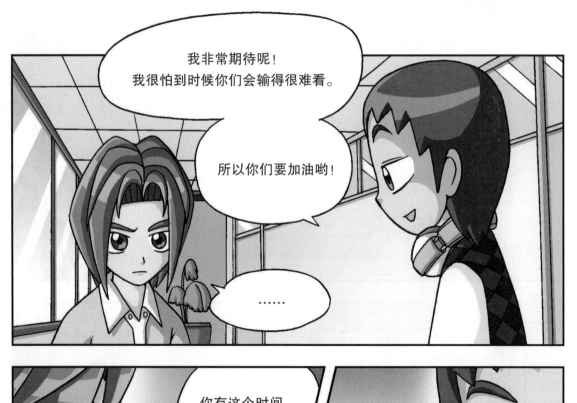

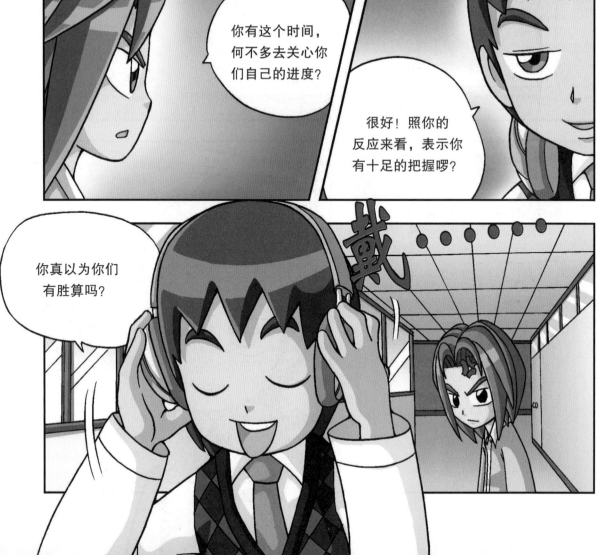

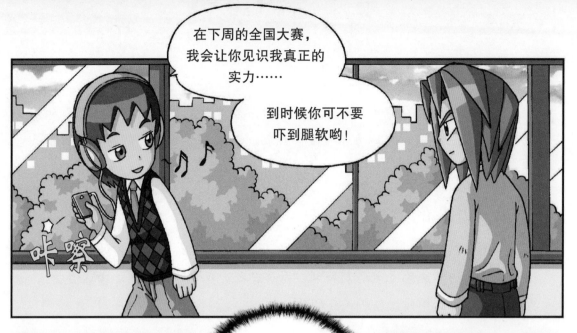

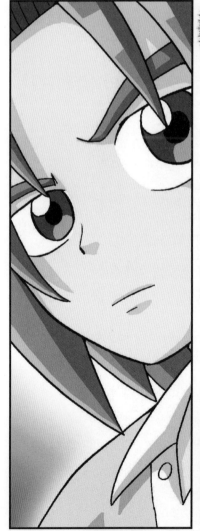

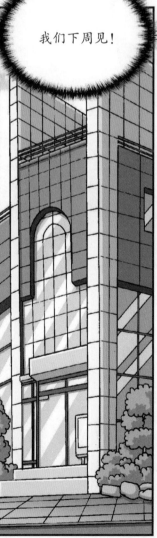

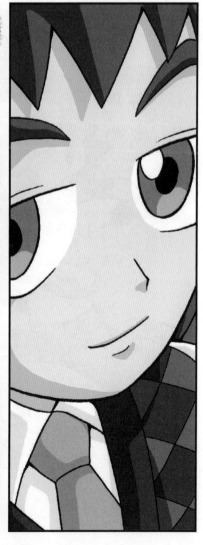

敬请期待 **科学实验王** ⑧

书中人物的实验器材操作动作仅作为艺术处理，而非教学示范。规范的实验器材操作请在专业人士指导下完成。

人体构造大发现

　　人体构造的复杂程度远超过电脑，并且处于持续不断运转的状态，从头顶至脚底，没有一个地方不重要。然而，构成人体的物质却简单得出乎意料。

构成人体的物质

　　人体虽然具有既复杂又独特的能力，但相比之下，构成人体的物质却绝大部分是极为单纯的化学元素和水。简而言之，我们的身体就是由这类物质经过各式各样的排列组合所构成的。

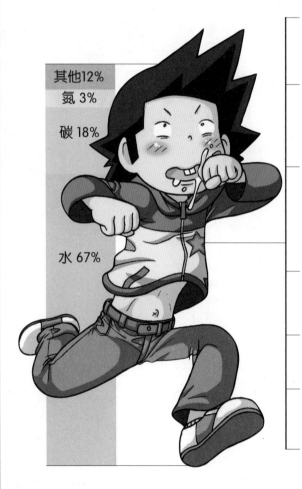

其他12%
氮 3%
碳 18%
水 67%

水 人体最重要的化学物质，质量占人体总质量的三分之二。

碳 构成钻石或石墨的化学元素，可与各类元素以多样化方式结合。人体的五分之一由碳所组成。

氮 构成空气的主要物质，是形成蛋白质和核酸的基础元素，是构成人体肌肉、内脏等组织的重要成分。

铁 使血液呈现红色的成分，人体所含的铁量足以制成一根小铁钉。

磷 构成骨骼和牙齿、核酸、细胞膜的物质。

钠与盐类 占血液成分的三分之一，用以调节渗透压。

钙 构成骨骼的物质，是多种生理活动的参与者，是人体维持生命的根本。

组成人体的单位分级

　　人体是由无数"细胞"组成的，同一种细胞结合起来构成了"组织"，几种不同的组织结合成"器官"，若干器官又结合起来构成"系统"，以完成特定的生理功能。最后这些系统构成一个复杂而又协调的人体，其所有生理活动的运行，皆来自各个单位的分工合作。下面进一步说明组成人体的单位分级：

细胞　　构成人体生理结构的基本单位，也是进行生命活动的最小单元，遍布于人体的每一个部位。细胞直径仅有约0.01mm，由于体积过小，因而难以用肉眼观察，唯有利用显微镜方能观看其庐山真面目。

组织　　由具有相同或相似形态或功能的细胞聚集而成，一般可分为上皮组织、肌肉组织、神经组织和结缔组织四大类。

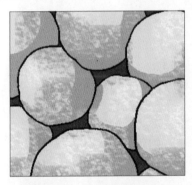

上皮组织　　覆盖身体的表面，或消化器官、内脏器官的内表面。

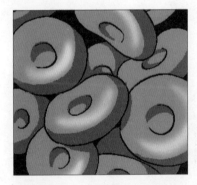

肌肉组织　　由具有伸缩性的肌细胞组成，负责运动功能。

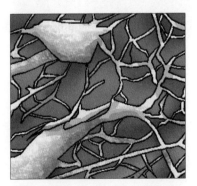

神经组织　　由神经元细胞和神经胶质细胞构成，负责传递电流般的信息。

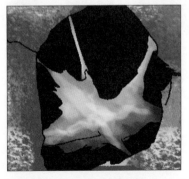

结缔组织　　在组织或器官之间扮演填补及连接的角色。

器官　由两种或两种以上组织按一定方式结合而成的具有一定结构的功能单位。例如，心脏的主要功能是将血液输送到全身，肺的主要功能是可以让人呼吸。

系统　一些功能密切相关的器官联合起来，共同完成连续性的特定生理功能的结构功能单元。

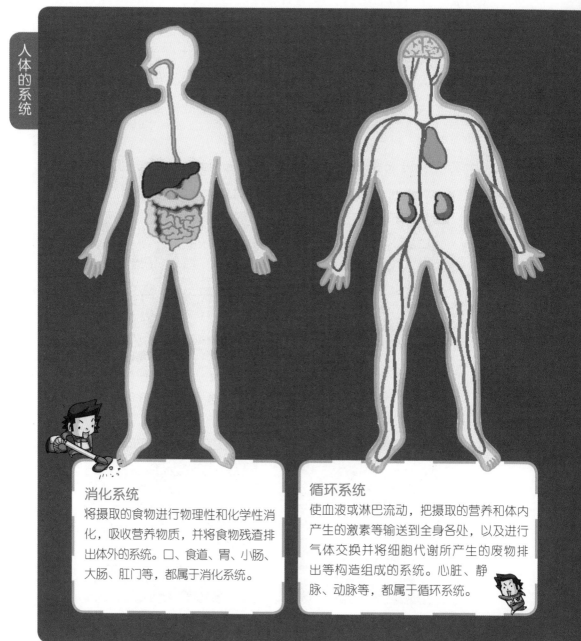

人体的系统

消化系统
将摄取的食物进行物理性和化学性消化，吸收营养物质，并将食物残渣排出体外的系统。口、食道、胃、小肠、大肠、肛门等，都属于消化系统。

循环系统
使血液或淋巴流动，把摄取的营养和体内产生的激素等输送到全身各处，以及进行气体交换并将细胞代谢所产生的废物排出等构造组成的系统。心脏、静脉、动脉等，都属于循环系统。

其他

此外，还有负责生理活动正常运行的内分泌系统、支撑身体的骨骼系统、繁殖后代所需的生殖系统、破坏侵入人体的病菌的免疫系统等。

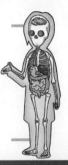

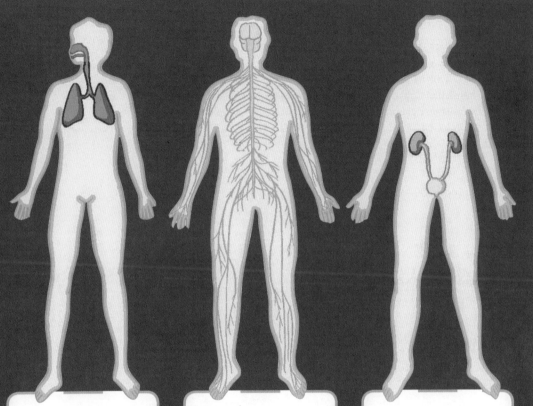

呼吸系统

人体与外界进行气体交换的器官总称。鼻、咽、喉、气管、肺、横膈膜等，都属于呼吸系统。

神经系统

包括中枢神经系统和周围神经系统，我们的思考、运动以及感觉等活动，都是在神经系统的控制下进行的。

泌尿系统

负责尿液的产生、运送、储存、排泄，包括肾脏、输尿管、膀胱、尿道等。

图书在版编目（CIP）数据

人体的奥秘/韩国小熊工作室著；（韩）弘钟贤绘；徐月珠译. —南昌：二十一世纪出版社集团，2018.11（2025.3重印）

（我的第一本科学漫画书. 科学实验王：升级版；7）

ISBN 978-7-5568-3823-3

Ⅰ.①人… Ⅱ.①韩… ②弘… ③徐… Ⅲ.①人体—少儿读物 Ⅳ.①R32-49

中国版本图书馆CIP数据核字(2018)第234050号

내일은 실험왕 7: 인체의 대결·범우주 편
Text Copyright © 2008 by Gomdori co.
Illustrations Copyright © 2008 by Hong Jong-Hyun
Simplified Chinese translation Copyright 2010 by 21 Century books Publishing Co.
Simplified Chinese translation rights arranged with Mirae N Culture Group CO.,LTD.
through DAEHAN CHINA CULTURE DEVELOPMENT CO.,LTD.
All rights reserved

版权合同登记号：14-2009-114

我的第一本科学漫画书

科学实验王升级版 ❼ 人体的奥秘　　[韩] 小熊工作室/著　　[韩] 弘钟贤/绘　　徐月珠/译

责任编辑	周　游
特约编辑	任　凭
排版制作	北京索彼文化传播中心
出版发行	二十一世纪出版社集团（江西省南昌市子安路75号　330025）
	www.21cccc.com（网址）　cc21@163.net（邮箱）
出 版 人	刘凯军
经　销	全国各地书店
印　刷	江西千叶彩印有限公司
版　次	2018年11月第1版
印　次	2025年3月第13次印刷
印　数	91001～100000册
开　本	787 mm × 1060 mm 1/16
印　张	13.5
书　号	ISBN 978-7-5568-3823-3
定　价	35.00元

赣版权登字-04-2018-405

购买本社图书，如有问题请联系我们：扫描封底二维码进入官方服务号。服务电话：010-64462163（工作时间可拨打）；服务邮箱：21sjcbs@21cccc.com 。